CONTRIBUTION A L'ÉTUDE

DES

RHINOLITHES

PAR

Le Dr Georges DIDSBURY

ANCIEN INTERNE PROVISOIRE DES HOPITAUX
MÉDAILLE DE BRONZE DE L'ASSISTANCE PUBLIQUE

PARIS
G. STEINHEIL, ÉDITEUR
2, RUE CASIMIR-DELAVIGNE, 2

1894

CONTRIBUTION A L'ÉTUDE

DES

RHINOLITHES

CONTRIBUTION A L'ÉTUDE

DES

RHINOLITHES

PAR

Le Dr Georges DIDSBURY

ANCIEN INTERNE PROVISOIRE DES HOPITAUX
MÉDAILLE DE BRONZE DE L'ASSISTANCE PUBLIQUE

PARIS

G. STEINHEIL, ÉDITEUR

2, RUE CASIMIR-DELAVIGNE, 2

—

1894

CONTRIBUTION A L'ÉTUDE

DES

RHINOLITHES

AVANT-PROPOS.

C'est à la clinique du Docteur Mendel que nous avons observé le cas qui nous est personnel ; c'est lui qui nous a donné l'idée de ce travail et nous devons l'en remercier en premier. Que le docteur Luc reçoive aussi nos remerciements pour l'observation qu'il nous a donnée.

L'obligeance de Monsieur A. Girard, ex-chimiste expert de la Ville de Paris, nous a permis de donner une analyse chimique des plus exactes et des plus consciencieusement faites de notre rhinolithe.

Le talent et l'amabilité de Monsieur Georges Meunier nous ont permis de donner une planche de dessins qui reproduisent fidèlement les caractères des rhinolithes dont les observations sont inédites. Qu'il reçoive ici nos meilleurs remerciements.

En terminant nos études médicales nous voulons adresser un dernier remerciement aux maîtres qui nous ont témoigné leur bienveillance et prodigué leurs enseignements. Que Messieurs de St-Germain, Duguet et Guyon, auxquels nous devons particulièrement une grande reconnaissance, veuillent bien encore une fois recevoir l'expression de notre bien vive gratitude. Nous n'oublions pas Messieurs Dumontpallier et Gombault dans nos remerciements. Monsieur Deny à Bicêtre, ainsi que Monsieur Chaslin, nous ont guidé dans les premières études des maladies mentales : nous gardons pour eux dans notre souvenir une grande reconnaissance.

CHAPITRE PREMIER

Historique.

Le nom de Mathias de Gardi (1502) est partout cité dans l'Histoire des rhinolithes; c'est le premier auteur qui ait parlé des rhinolithes, et encore son observation est de seconde main : il rapporte qu'un de ses confrères avait vu quelqu'un rendre des calculs par le nez.

Les premières observations depuis Bartholin 1654, Clauder 1685, Kerne 1700, Vitus Riedlinus 1706, Wepfer 1727, Ruysh 1733 sont bien peu intéressantes. Pas de symptômes fonctionnels étudiés et aucun examen systématique; la relation du fait principal est exposée sans commentaires. L'important mémoire de Demarquay, alors aide d'anatomie en 1845, est le premier travail sérieux qui ait été fait sur la matière : cet auteur a réuni les observations antérieures et nous avons puisé dans son travail pour cet historique et les observations anciennes que nous rapportons.

L'introduction de la rhinoscopie antérieure et postérieure à fait faire un grand pas à l'étude des rhinolithes.

Les observations relatent l'état de la muqueuse, des cornets, des fosses nasales.

Le diagnostic est souvent posé. Le Dr Moure en 1882 leur consacre une étude dans son *Traité des maladies du nez*. Morell-Mackensie en 1884 en rapporte deux observations dans son *Traité des maladies de la gorge et du nez*. En 1888 paraît une étude sur la question par Charazac de Toulouse. La même année parut la traduction de l'ouvrage de Moldenhauër par Potiquet. En 1889 parurent la thèse de Monnié (Bordeaux, 1889) et à New-York l'ouvrage de Bosworth (Francke) intitulé « *A Treatise of diseases of the nose and throat* ». En 1891 le Dr Berlioz publie quatre cas dus à M. Ruault dans les *Archives internationales de laryngologie de Rhinologie et d'Otologie*.

Le dernier travail récent est celui de Cozzolino (de Naples) publié en 1853 dans la *Rivista clinica e terapeutica* et analysé dans le journal de M. Gouguenheim.

CHAPITRE II

Anatomie pathologique.

Les rhinolithes sont ordinairement uniques et unilatéraux : il y a quelques observations qui relatent le fait de la multiplicité des calculs, tel le cas d'Axmann. Le caractère unilatéral est des plus importants et a une grande valeur diagnostique : en effet dans deux observations celle de Clauder (Observ. III) et de Cozzolino de Naples il est relaté que le rhinolithe s'étendait dans l'une et l'autre narine et dans le dernier cas, après avoir perforé la cloison.

La forme des rhinolithes est des plus irrégulières, souvent elle se rapproche de la forme arrondie, allongée, suivant le sens des fosses nasales ; mais il y a de grandes différences : si cela est vrai pour les rhinolithes figurées par M. Berlioz dans les *Archives de laryngologie, d'otologie et de rhinologie* (n° mai-juin 91) il n'en est plus ainsi pour le calcul figuré par Clay (Obs. XXXIX) lequel est nettement pyramidal à base postérieure très élargie et à sommet dirigé en avant. Ceux que nous reproduisons appartiennent à deux types différents. L'un, qui a pour centre un noyau de cerise qui arrondi, allongé, est semblable à un gros haricot, tandis que l'autre dont la coupe n'a pas pu déceler aucun noyau central est plus mince très irrégulier et surtout muni de deux prolongements (voir page 68). Du reste les planches qui représentent des rhinolithes sont très rares et dans un bon nombre d'observations la forme n'est pas notée.

Le poids est extrèmement variable les auteurs du *Nouveau traité de chirurgie* le font varier de 2 à 10 grammes : mais il en est de beaucoup plus légers. M. Berlioz (*loco citato*) en cite un qui pèse seulement 0 gr. 63; le plus lourd que cet auteur cite pèse 3 gr. 75. Un de nos calculs pèse 1 gr. 28. Nous devons croire à une erreur d'impression ou de traduction en voyant Czarda attribuer 7 grammes à un rhinolithe et 25 grammes à un autre.

Le volume, comme le poids est des plus variables : de plus il ne s'apprécie nullement tant que le corps étranger est inclus dans les fosses nasales, en raison des prolongements quelquefois multiples et se dirigeant en sens différents comme on l'a signalé plusieurs fois.

La connaissance du volume est du reste peu importante ; les symptômes fonctionnels plus ou moins intenses, les complications douloureuses ou autres ne paraissent pas liés en quoi que ce soit au volume du rhinolithe.

La couleur la plus généralement notée est le blanc grisâtre avec plus ou moins de taches noires.

La surface est des plus irrégulières, creusée de trous, de dépressions plus ou moins considérables : on ne peut pas, bien entendu, apprécier ces caractères sur le malade : tous ces détails se trouvent masqués par de la matière caséeuse, des débris muco-purulents, des croûtes, de telle sorte que ces détails n'offrent aucun intérêt clinique.

La dureté des calculs est également variable mais bien des observations sont muettes à cet égard. Cependant la dureté est loin d'être une rareté nous en voulons pour preuve le nombre assez grand d'observations où il fut pratiqué des séances de lithotritie sur le calcul.

Les cas signalés par Berlioz, ont trait à des calculs très durs. Celui qui fait l'objet de notre observation était loin d'être dur, il put être cassé entre les doigts et sa texture intérieure était loin également d'être homogène : elle paraissait feuilletée avec des couches de nature et de couleurs différentes. C'est ainsi que la couche externe était dure et d'aspect grisâtre, une autre couche blanchâtre venait ensuite, elle était composée de phosphate de chaux tribasique pur. Malgré toutes les recherches, il n'y avait pas de noyau central, aucun corps étranger dont la pénétration accidentelle dans les fosses nasales eut pu expliquer secondairement la formation d'un rhinolithe.

CHAPITRE III

Pathogénie et étiologie.

Dans l'immense majorité des cas les rhinolithes se développent autour d'un corps étranger qui sert de noyau. On a noté dans un grand nombre de cas les noyaux de cerise, les pépins de fruit, les graines dures, etc.... L'origine des rhinolithes alors est très facile à comprendre. Les éléments qui les composent leur sont fournis par le mucus nasal dont voici la composition d'après Robin (*Traité des humeurs*) :

PRINCIPES DE LA PREMIÈRE CLASSE.

Eau.	933, 70 à 947
Chlorures de sodium et de potassium . . .	5, 60 à 5
Phosphates calcaires et alcalins.	3, 50 à 2

Sulfate et carbonate de soude 0,90 non dosés.

PRINCIPES DE LA 2ᵉ CLASSE.

Lactate (?) de soude.	1, 00 à 5, 00
Principes cristallins organiques.	2, 00 à 1, 50
Corps gras et cholestérine	0, 00 à 5, 01

PRINCIPES DE LA 3ᵉ CLASSE.

Mucosine	53, 30 à 34, 80

Les larmes peuvent également fournir leur appoint en éléments minéraux. Voici leur analyse d'après Lersh :

Eau 982. 0
Chlorure de sodium. 13. 0
Sels minéraux indéterminés 0. 2
Dacryoline (dite albumine). 5. 0

Les anciennes analyses de rhinolithes donnent les chiffres suivants :

	GEIGER	BRANDES	AXMANN
Eau.	»	8.93	»
Matières organiques	23.30	4.52	0.35
Phosphate de calcium. . . .	46.70	79.56	0.8
Carbonate de calcium. . . .	21.70	6.41	0.225
Carbonate de magnésium. .	8.30	»	0.125
Sels solubles.	Traces	0.58	Traces

Les analyses récentes des 4 cas de M. Berlioz donnent les résultats suivants :

	1	2	3	4
Eau.	5.80	3.10	4.00	6.90
Matières organiques .	16.60	18.20	16.00	18.10
Phosphate de chaux. .	62.02	60.61	61.40	47.63
Phosp. de magnésie. .	5.08	6.28	3.93	9.68
Carbonate de chaux. .	10.59	9.81	14.07	20.69
Traces de fer.	douteuses	appréciables	douteuses	appréciables

Ces résultats se rapprochent de ceux que nous avons obtenus, surtout de l'analyse de la colonne 3, et que nous devons à l'obligeance de M. A. Girard, ex-chimiste expert de la Ville de Paris ; les voici :

Phosphate de chaux. 74. 53
—   de magnésie 4. 95
Carbonate de chaux. 1. 90
Eau 1. 69
Matières organiques. 16. 03

$$\overline{100.\ 00}$$

Faibles quantités de sels de potassium et de soude.

Parmi les matières organiques, nous n'avons trouvé ni acide urique, ni oxalate de chaux ni urée.

Beaucoup plus rarement, dans un cas de Mackensie et de de Brun, deux cas de Moure, deux cas de Berlioz et enfin un des nôtres il n'y avait manifestement aucun corps étranger central. Ici la formation du calcul est plus difficile à expliquer ; faut-il admettre comme dans le cas de Stocker qu'un caillot sanguin ait servi de noyau, qu'un peloton de mucus, un débris caséeux, soit à incriminer, quelques auteurs ont pensé qu'il fallait admettre l'influence des leptothrix ou d'autres micro-organismes, qui pourraient agir en modifiant soit la muqueuse, soit les sécrétions nasales.

Toutes ces hypothèses sauf la dernière peut-être doivent être éliminées dans notre cas : en effet aucune substance plus molle, aucune cavité centrale n'existait pour faire admettre la présence d'un corps qui aurait servi de noyau ou qui se serait résorbé ensuite.

Mais ce calcul avait deux faces : une libre, une adhérente à la muqueuse pituitaire. Sa forme aplatie, ses prolongements irréguliers pouvaient faire admettre qu'il s'était développé couche par couche appliquées successivement sur la muqueuse : ce qui vient à l'appui de cette hypothèse c'est que : 1° il n'y avait pas de corps étranger central ; 2° le rhinolithe n'avait jamais été mobile ; 3° sa face adhérente était recouverte de cellules épithéliales bien reconnaissables à leur forme.

En rapprochant ce fait de ce que Virchow (*Cellular Pathologie*, 1871) a appelé : Dégénérescence calcaire de la muqueuse pituitaire et que Bosworth pense devoir s'appliquer à un rhinolithe étendu en surface comme dans un cas de Rindfleisch, en rapprochant également ce fait de celui d'Erichsen (cité par Bosworth) qui décrivit une lamelle calcaire appliquée contre la muqueuse de l'aile du nez, nous arrivons à supposer que notre cas peut être analogue à ceux-ci dans sa formation, à savoir que notre calcul a pu se développer par couches successives. Notre hypothèse nous paraît plausible à cause des raisons que nous avons données précédemment. Peut-être est-ce ainsi qu'il faut interpréter les rhinolithes sans noyau ? Disons cependant que le Dr Berlioz n'admet qu'une classe de rhinolithes celle des rhinolithes secondaires : il y aurait toujours un noyau quelconque pour servir de centre.

L'étiologie vraie est dans la plus complète obscurité. Pourquoi et dans quelles conditions le mucus nasal abandonne-t-il ses sels ?

Graeffe admettait l'influence de la diathèse goutteuse et Demarquay l'étroitesse du méat inférieur comme causes prédisposantes.

Cozzolino divise les rhinolithes en vrais et en faux. Les faux sont ceux qui ont un corps étranger comme centre et sont formés par stratification et par superposition. Les vrais ont une origine tout à fait locale, sont causés par du catarrhe et sont dus à des conditions de dessèchement des sécrétions ayant un noyau de mucus ou de sang.

Cet auteur pense que les vrais rhinolithes se trouvent au-dessus de 40 ans, tandis que les pseudo-rhinolithes sont plus fréquents avant cet âge.

Nous pensons qu'il faut conserver cette division en rhinolithes vrais, c'est-à-dire : sans corps étranger central ayant formé noyau, et en rhinolithes faux avec un noyau, ceux-ci étant de beaucoup les plus fréquents et constituant la majeure partie des observations.

CHAPITRE IV

Symptômes.

Les symptômes causés par les rhinolithes sont en grande partie fonctionnels. Les symptômes du début sont très souvent inconnus du malade, si c'est un adulte, et toujours dans la plus grande obscurité, s'il s'agit d'un enfant et on comprend qu'il en est ainsi car si le calcul se développe, pour ainsi dire, spontanément comme dans notre observation, on conçoit qu'il n'y a pas eu de phénomènes de début ; si c'est un corps étranger introduit dans les fosses nasales par un effort de vomissement et tel qu'un pépin de fruit, noyau de cerises, etc...., le malade a vite oublié la sensation de gêne, les quelques chatouillements, les éternuements que la pénétration de ce corps lui aura causés.

Les épistaxis sont rarement cités parmi les phénomènes de début.

Si le corps a pénétré chez un enfant à la faveur d'une paralysie du voile du palais consécutive à une diphtérie, on conçoit que l'on ne trouve aucun signe de début. En dernier lieu lorsqu'il s'agit d'un corps étranger introduit par les narines volontairement, le malade cache cet épisode ou bien il est de bonne foi et sa mémoire ne lui rappelle aucune pénétration de corps étrangers dans ses fosses nasales. Ainsi donc les symptômes de début n'existent pas ou bien sont des plus insignifiants.

Parmi les corps qui peuvent être introduits dans les fosses nasales par les narines nous ne parlerons que pour les éliminer des graines pouvant se ramollir telles que pois, fèves, haricots. Nous avons trouvé très peu d'observations de rhinolithes ayant une graine pour centre et c'étaient des graines dures : en effet, la marche est toute différente : les graines gonflent, augmentent de volume (Czarda) (pois qui triple de volume en dix-huit heures) et finalement peuvent germer, ainsi que le rapportent des observations de Bérard et de Smith. De même nous ne citons que pour les éliminer les larves d'insectes qui se développent dans les fosses nasales. Ces faits n'ont rien de commun avec les rhinolithes.

Si le début a été muet, la période qui suit passe également inaperçue. D'une façon générale le corps étranger est petit, caché dans un replis de la muqueuse ou sous un cornet et ne donne lieu à aucun symptôme. Ce n'est qu'au bout d'un temps plus ou moins long, qu'il est difficile d'apprécier, puisque la période de début n'est pas connue, qu'apparaît le premier symptôme : modification de la sécrétion nasale. La sécrétion devient plus abondante que de coutume, force le malade à se moucher fréquemment : la nuit cette sécrétion le réveille, de limpide la sécrétion devient muco-purulente et purulente. Le malade dit qu'il mouche de gros bouchons muqueux et purulents de couleur verdâtre ou bien encore bruns et plus ou moins colorés par du sang : des épitaxis légères sont fréquemment notées. Des observations de Noquet, Moldenhatter et Mackensie rapportent une odeur fétide accompagnant ces sécrétions et pour ces auteurs il serait difficile de la distinguer cliniquement de l'odeur produite par les croûtes de la rhinite atrophique ou ozène vrai. Cette mauvaise odeur manque dans un grand nombre d'observations et notamment dans les nôtres où ce symptôme a été recherché.

Mais le rhinolithe s'accroît peu à peu et au symptôme précédent s'ajoute l'obstruction plus ou moins complète d'une fosse nasale. C'est une légère diminution de la colonne d'air inspiré qui varie dans de grandes proportions : on a cité des cas où l'obstruction devenait complète jusqu'au moment où dans un effort d'expulsion le malade mouchait une masse caséeuse, un bouchon muco-purulent, qui facilitait la respiration.

Cependant on peut faire remarquer que les troubles de la respiration nasale allant jusqu'à forcer le malade à respirer la bouche ouverte ne sont pas extrèmement fréquents et il n'est pas comme on pourrait le croire le symptôme qui oblige les malades à consulter. Ce signe n'a du reste aucune importance diagnostique.

L'état de la muqueuse pituitaire, le boursouflement, la congestion, l'enduit caséeux et purulent qui la recouvre rendent compte de l'anosmie plus ou moins complète qu'on observe. Mais comme ce symptôme est unilatéral dans l'immense majorité des cas les malades ne s'aperçoivent pas que leur odorat a diminué.

Les autres organes des sens, l'œil et l'ouïe peuvent être touchés également, mais ces phénomènes dépendent surtout du siège du calcul. C'est ainsi que dans des cas assez rares on a noté de l'épiphora dû à la compression et l'obstruction du canal nasal par un rhinolithe situé sous la partie antérieur du cornet inférieur correspondant. Dans un cas d'Hickmann le corps étranger était un anneau d'acier logé à la partie la plus reculée des fosses nasales on avait trouvé une hypertrophie de l'amygdale, du gonflement du voile du palais et une fistule à la base de la luette. Ce corps étranger était resté 13 ans 1/2 dans le rhino-pharynx. On notait de plus des troubles de la déglutition et des troubles de l'ouïe. Dans ces cas, l'écoulement est surtout postérieur, le pus et les mucosités s'écoulent dans le pharynx d'où ils sont crachés par le malade.

Plus fréquents au contraire sont les troubles auditifs qui existent même lorsque la trompe d'Eustache n'est pas directement oblitérée par un rhinolithe siègeant sous le cornet inférieur. On observe des bourdonnements, de la diminution de l'ouïe, ou même une surdité complète.

Les douleurs sont un symptôme fréquent ; souvent elles dominent la scène et constituent le symptôme capital : en prenant des formes très bizarres, elles occupent à tel point la scène qu'Axmann a intitulé sa remarquable observation comme il suit: « Hémicranie périodique terminée par évacuation spontanée de calculs par le nez. » Ce sont surtout, en effet, des névralgies faciales que l'on observe. Leur caractère intermittent et périodique est des plus remarquables et paraît se rattacher plus spécialement aux rhinolithes beaucoup plus que les douleurs sourdes, profondes et gravatives que l'on peut observer dans les sinus de la face. Ces douleurs siègent surtout au front, à la tête, comme on le verra dans un bon nombre d'observations et par exemple dans l'observation n° IV la douleur de tête était le signe important dominant, et ayant duré pendant un an et demi.

On peut rattacher à ces douleurs les phénomènes réflexes qui consistent en troubles vaso-moteurs, comme on en voit signalés dans l'observation de Schmiegelow dont le malade présentait pendant plusieurs années, lorsqu'il s'échauffait une abondante sudation de la moitié de la face qui correspondait à la narine occupée par le rhinolithe.

On a noté toutefois que jamais les douleurs névralgiques ni les troubles réflexes n'affectent le domaine du nerf maxillaire inférieur ; en revanche le domaine du facial et du maxillaire supérieur sont souvent atteints et l'on peut y trouver l'explication dans l'innervation de la muqueuse des cornets ; en effet ceux-ci reçoivent des filets du ganglion de Meckel ou sphéno-palatin, qui sont les nerfs palatins au nombre de trois, le nerf palatin antérieur ou grand nerf palatin, le nerf palatin postérieur et le nerf palatin moyen. Or le ganglion a trois racines comme l'a démontré Longet : la racine sensitive qui le fait communiquer avec le nerf maxillaire supérieur, la racine motrice qui l'anastomose avec le facial et la racine sympathique émanant du plexus sympathique qui entoure la carotide interne dans le sinus caverneux. Ce qui légitime cette explication c'est la même observation de Schmiegelow dont le malade ne présentait plus les phénomènes de sudation ci-dessus mentionnés quatre ans avant l'ablation du rhinolithe et l'auteur pensait qu'on devait rattacher ce fait à l'atrophie et à la destruction par la pression du corps étranger des terminaisons nerveuses d'où partait l'excitation. Ces faits

viennent à l'appui de l'opinion de Hack qui pense que plus
un corps est volumineux, plus il obstrue complètement
les fosses nasales et plus par conséquent, il comprime for-
tement les éléments nerveux de la muqueuse moins on
a de chances d'observer des phénomènes réflexes parce
que les terminaisons nerveuses sont détruites.

Ce symptôme : céphalalgie d'origine nasale mérite
qu'on s'y arrête, car d'après Heymann (de Berlin), la notion
de céphalalgie causée par les maladies du nez ne date pas
de plus de dix ans. Sans aller si loin que Hack et surtout
que Schnetter (de New-York), qui allait jusqu'à soutenir
que, sans maladie du nez, il ne pouvait y avoir de céphalalgie, il faut évidemment insister sur les causes d'origine
nasale qui produisent ce symptôme douloureux. Dans les
cas qui nous occupent, la douleur revêt deux formes : à
côté de la douleur sourde, gravative plus ou moins conti-
nue, existent des migraines qui ont le caractère de reve-
nir par accès périodiquement. Comme nous l'avons vu, la
distribution des rameaux de la cinquième paire peut donner des explications et la preuve en est donnée par les
affections du sinus maxillaire qui fournissent des exem-
ples classiques de ces faits. Ce sinus, de même que les
cavités sphénoïdales et ethmoïdales, est innervé par la
seconde branche du trijumeau et cependant la douleur
est ressentie comme de véritables céphalalgies, c'est-à-
dire est ressentie dans la zone de la première branche du
trijumeau. Dans cette classe de céphalalgies, ce sont les
nerfs périphériques qui sont atteints : il existe une autre
classe dans laquelle la douleur a pour centre les centres
nerveux eux-mêmes : ce sont les céphalalgies réflexes. La

pathogénie de ces réflexes soulève bien des discussions,
mais leur existence ne paraît pas devoir être mise en
doute. On paraît accepter en général l'opinion d'Heymann
qui considérait comme cause de ces réflexes « une sorte
de chatouillement produit par un contact anormal exercé
sur la muqueuse » et certes, s'il y a parmi les maladies
des fosses nasales une affection qui excite la muqueuse
par un contact anormal, c'est sûrement les rhinolithes.
Aussi nous ne nous étonnons pas de voir les céphalalgies
figurer avec tant de persistance dans les observations. Un
autre mode de production de la céphalalgie nasale a pour
cause la compression des vaisseaux efférents des fosses
nasales. En effet les veines ethmoïdales communiquent
largement avec les veines de la dure-mère, celles du cerveau et avec le sinus longitudinal ; de plus les vaisseaux
lymphatiques du nez, d'après Axel Key, Retzius sont en
communication par la lame criblée de l'ethmoïde avec
les espaces sous-dure-mériens et sous-arachnoïdiens. Une
stase veineuse ou lymphatique dans les fosses nasales
pourra donc se propager au cerveau. Lorsque la muqueuse
est gonflée par la réplétion des vaisseaux du tissu érectile
qui occupe le bord libre des cornets et qu'on vient à la
toucher avec le stylet, on réveille la céphalalgie ; inverse-
ment l'application de cocaïne sur les mêmes points peut
faire cesser le mal de tête, en diminuant la turgescence et
le gonflement de la muqueuse.

Signes physiques. — Comme on le verra en parcou-
rant les observations, les signes physiques consistant en
déformations sont très rarement notés. Les observations

de Clay, de Cresswell-Baber, de Morell-Mackensie qui décrivent une déviation du nez ou une déviation de la cloison sont rares. Le palper de la narine obstruée par comparaison avec l'autre pourra donner une sensation de résistance : on peut sentir, comme notre observation, que la souplesse des tissus fait défaut. On peut noter également parmi les signes physiques l'épiphora qui est une rareté comme nous l'avons vu. Le timbre nasonné de la voix, avec ce caractère spécial que lui donne le nez bourré de mucosités comme Clauder l'a signalé, s'observe rarement.

Les signes physiques les plus importants sont donnés par l'examen rhinoscopique.

La muqueuse apparaît rouge boursouflée, couverte d'un enduit caséeux abondant, à tel point que ce produit a pu faire croire à l'existence d'un coryza caséeux que Duplay, qui le premier a décrit cette affection, croyait être une entité morbide. Mais nous savons actuellement (POTIQUET, *Gaz. des hôpitaux*, févr. 1889) que le coryza caséeux ne correspond pas à une espèce morbide définie et qu'il faut rattacher ces manifestations à une série de causes parmi lesquelles les plus fréquentes sont la présence de corps étrangers, par conséquent de rhinolithes.

Lorsqu'on a débarrassé par des lavages, les fosses nasales de cet enduit constitué par la desquamation des cellules épithéliales et de globules de pus, on peut examiner à loisir la muqueuse et apprécier sa rougeur, son épaisseur, les excroissances papillomateuses qui peuvent la recouvrir, et même on peut voir des ulcérations. On doit explorer alors systématiquement : la cloison qui peut

être déviée, le plancher des fosses nasales, le méat inférieur et le cornet inférieur.

Dans la grande majorité des cas c'est dans le méat inférieur que se trouve le rhinolithe, il est en général caché
et comme recouvert par l'enroulement du cornet et on
comprend que la vue seule ne donne pas grand renseignement, car la couleur blanchâtre mastic ou brunâtre du
corps étranger se trouve masquée par l'hypertrophie de la
muqueuse qui vient lui constituer comme une enveloppe,
ou bien ses anfractuosités retiennent les débris caséeux et
contribuent à le dissimuler.

Rarement c'est dans le méat moyen que se trouve le
rhinolithe ; cependant l'observation n° XXI due à Morell-
Mackensie en donne un exemple. Dans ce cas-ci il a fallu
inciser le bord du cornet pour découvrir le rhinolithe. La
rhinoscopie antérieure seule est complètement impuis-
sante dans la grande majorité des cas à faire faire le diagnostic. Il faut y adjoindre le stylet qui donnera des sensa-
tions de contact les plus précieuses. Dans un bon nombre
d'observations l'exploration au stylet donna la sensation
d'un os dénudé, d'un séquestre mais plus ou moins mobile et ce caractère de la mobilité sera un grand signe différentiel comme nous le verrons au diagnostic avec les
exostoses, notamment avec les exostoses syphilitiques.

Si l'examen au stylet est le procédé de diagnostic le plus
sûr, s'il donne les renseignements sur l'existence d'un
corps dur irrégulier, sonore et mobile plus ou moins, il ne
donne en revanche, pas plus que l'examen fait avec l'œil,
aucun renseignement sur la forme ou les prolongements du
rhinolithe. En effet il peut exister comme dans celui que

nous avons figuré, des prolongements qui se dirigent en différents sens ou bien comme dans l'observation de Clay le rhinolithe peut présenter une large base triangulaire.

La forme du rhinolithe et ses prolongements ont de l'importance quand il s'agit de choisir un procédé d'extraction et choisir entre le refoulement par la choane d'avant et en arrière ou au contraire l'attraction en avant et l'issue du rhinolithe par la narine. Aussi la rhinoscopie postérieure pourra donner des renseignements et on ne devra pas négliger de regarder les choanes ni de faire le toucher du rhino-pharynx pour s'assurer s'il n'est pas possible de se rendre compte par ce moyen du volume possible du calcul.

Il est rare qu'une seule séance d'examen suffise pour donner ces détails, d'autant plus que la rareté des rhinolithes fait que leur existence est une des dernières hypothèses que le médecin admet et de plus la facilité avec laquelle les épistaxis se produisent fait que tout examen ultérieur est impossible dans la même séance ; le sang, issu de la pituitaire remplit le nez de ses caillots et empêche toute exploration.

Marche et complications. — D'après ce que nous avons dit de l'obscurité du début, qu'il est impossible de préciser et de la banalité des symptômes éprouvés par le malade pendant une longue période, on peut dire que les rhinolithes ont une marche très lente. Ils sont muets depuis le début jusqu'au moment où par suite de l'accroissement du corps étranger par couches successives, les symptômes qui attirent l'attention sont ceux de coryza chronique avec obstruction plus ou moins complète d'une fosse nasale. Le caractère unilatéral est des plus importants pour le diagnostic. Ainsi on peut dire qu'il y a deux périodes : période de latence de durée indéterminable, période calculeuse de longue durée car les symptômes sans caractères distinctifs font que la cause vraie passe inaperçue.

Les complications que nous avons notées proviennent surtout de l'écoulement nasal. Celui-ci, coulant sur la narine et la lèvre supérieure et nécessitant un perpétuel besoin de tamponnement de la part du malade, provoque des inflammations et des ulcérations des parties sur lesquelles il coule constamment. Il en résulte des eczémas rebelles de la lèvre supérieure, de la moustache lorsqu'il s'agit d'adultes hommes ; il en résulte également des érysipèles qui peuvent revêtir le caractère d'éryspèles à répétition. Morell-Mackensic parle dans une observation d'un phlegmon sans fièvre (?) envahissant la face à quatre reprises différentes à la suite de manœuvres pratiquées dans le nez dans le but d'extraire un rhinolithe.

Ces complications disparaissent rapidement lorsque le rhinolithe est extrait : il en est de même des ulcérations de la muqueuse causées par l'empreinte du calcul et des excroissances polypiformes produites par sa présence.

Il peut y avoir des affections surajoutées par exemple des polypes muqueux comme dans l'observation que nous devons au Dr Luc, ou bien une déviation de la cloison, un éperon cartilagineux comme dans cette même observation. On conçoit que dans ces cas les difficultés du diagnostic sont portées au comble.

Nous avons vu, à l'étude des symptômes que d'après le

siège du calcul, on pouvait observer de l'épiphora, si le canal nasal était oblitéré, ou bien de la surdité si par une extrémité postérieure ou par un prolongement, le rhinolithe atteignait l'orifice pharyngien de la trompe d'Eustache.

Sans aller jusqu'à l'épiphora il y a cependant des troubles du côté de l'appareil visuel qui sont signalés dans plusieurs observations. L'œil correspondant au rhinolithe devient injecté, larmoyant, le malade qui est forcé de lire ou de travailler se plaint de son œil et ne peut continuer. Ces symptômes sont fugaces et s'améliorent par le repos.

Dans un cas on observa une paralysie faciale complète qui s'améliora après l'opération.

CHAPITRE V

Diagnostic.

Diagnostic différentiel. — Les signes des rhinolithes n'ont rien de spécial : leur symptomatologie se confond avec la plupart des affections des fosses nasales : les écoulements, l'oblitération plus ou moins complète d'une narine, l'enchifrénement, la voix nasonnée, l'anosmie, etc...., n'ont rien de spécial. Leur unilatéralité seule, dans le cas qui nous occupe, prend un caractère important.

Passons en revue les diverses affections qui donnent les signes communs avec les rhinolithes et qui peuvent être éliminées.

En première ligne, nous avons vu avec quelle réserve il faut accepter le diagnostic : coryza caséeux. En présence de mucosités épaisses agglomérées et donnant lieu à un écoulement, il faudra se méfier et ne voir là qu'un symptôme dont la cause vraie échappe.

L'écoulement du coryza chronique sera vite distingué par l'examen rhinoscopique qui fera voir les lésions de la muqueuse et notamment l'hypertrophie de la muqueuse du cornet inférieur dont la queue baigne dans les mucosités.

L'ozène vrai avec son odeur caractéristique se distinguera de la mauvaise odeur due aux ulcérations de la muqueuse causées par les rhinolithes, par la présence de petites croûtes noirâtres qui exhalent l'odeur de la punaise, et par l'atrophie de la muqueuse et du cornet inférieur.

L'hypertrophie simple de la muqueuse sera différenciée par l'examen au stylet qui montrera la mollesse de la tuméfaction.

On ne confondra pas les ulcérations qui donnent lieu à un écoulement, avec le chancre de la muqueuse nasale : celui-ci a de spécial sa masse fongueuse, de couleur rougeâtre, ayant l'aspect d'un champignon et couvert d'un mucus épais. Elle adhère par un large pédicule et saigne au moindre contact. Au stylet, cette tumeur donne la sensation d'une « boule de cartilage ». La présence des ganglions sous-maxillaires contribuera à établir le diagnostic.

Les plaques muqueuses ne donnent pas un écoulement très abondant. Elles ont l'aspect de petites érosions, à fond rouge qui se recouvrent de croûtes jaunâtres. Les symptômes concomitants et notamment les syphilides secondaires buccales mettront facilement sur la voie du diagnostic.

Les gommes constituent un diagnostic difficile car elles offrent avec la symptomatologie des rhinolithes de remarquables ressemblances. D'abord, leur siège est de préférence osseux et primitivement osseux, la muqueuse n'étant atteinte que plus tard, en effet la cloison, le vomer, les os propres sont leur siège préféré. Les lésions aboutissent rapidement à la formation de séquestres. Les signes de début des gommes sont obscurs et on y retrouve comme dans le tableau symptomatique des rhinolithes, la céphalée, les douleurs névralgiques, l'enchifrenement, le catarrhe nasal, l'anosmie, la sécrétion purulente fétide.

Si la lésion siège sur les os propres ou la cloison du nez le diagnostic de gomme s'imposera encore par les déformations si caractéristiques aboutissant au « nez en lorgnette ». Il faudra avoir recours à l'examen rhinoscopique antérieur et surtout à l'examen au stylet. On constatera alors les lésions de la muqueuse, l'existence d'ulcérations larges et profondes, à bords déchirés, de coloration gris sale à leur base et souvent masquées par des croûtes. Sous la muqueuse on pourra voir les os nécrosés, reconnaissables à leur couleur noire. Le stylet reconnaîtra les aspérités de ces séquestres et leur mobilité.

La perforation de la cloison ne sera pas cependant dans tous les cas en faveur de la syphilis. Nous avons relaté aux observations le fait de Cozzolino dans lequel la perforation de la cloison avait été causée par la pression du calcul : l'ancienne observation de Clauder lui est comparable, le calcul s'étendait dans les deux fosses nasales après avoir traversé la cloison, très probablement, bien que l'auteur ne le dise pas. Cependant la fréquence de la perforation de la cloison dans la syphilis sera un signe de la plus haute valeur comme diagnostic, témoin le fait suivant : un syphilitique avéré avait depuis 4 ans et demi un séquestre osseux qui s'étendait en travers des deux fosses nasales après avoir perforé la cloison. Il n'y avait pas de déviation ni d'effondrement du nez et on aurait pu le prendre pour un rhinolithe si les antécédents bien nets n'eussent immédiatement éclairé le diagnostic (1).

---

(1) MENDEL. *Communication à la Société parisienne de Laryngologie,* juin 1894.

C'est là le diagnostic difficile avec les rhinolithes et, c'est à ce propos que sont rapportées les erreurs de chirurgiens éminents. Certains ont noté que les rhinolithes donnaient un son plus sec au stylet mais il ne faut pas compter sur ce signe difficile à apprécier, car combien de fois rapporte-t-on dans les observations que le rhinolithe était enchatonné dans la muqueuse hypertrophiée ou complètement immobile ! C'est là le diagnostic le plus important à poser et la recherche de la syphilis devra être soigneusement faite car l'on sait l'importance du traitement qui peut à cette période prévenir de grands délabrements. Dans les cas difficiles, l'examen des parcelles retirées, portant sur leur structure osseuse ou calcaire sera le seul signe qui pourra entraîner la conviction et qui permettra d'affirmer si l'on a affaire à un séquestre osseux ou à un rhinolithe.

De même que la syphilis, la morve produit chez l'homme des lésions ulcéreuses des fosses nasales avec formations de séquestres osseux : mais la confusion avec les rhinolithes ne saurait s'établir, en raison de la recherche étiologique et des commémoratifs. Il suffit de mentionner ces faits devenus des plus rares, d'ailleurs, pour les éliminer.

Les tumeurs molles ne peuvent pas faire dévier le diagnostic ; les angiomes des fosses nasales se reconnaissent à leur surface lisse, à leur couleur rouge ou bleu foncé, leur consistance élastique et rénitente : ces tumeurs s'attachent par une large base à la partie supérieure des fosses nasales.

Les polypes muqueux se reconnaissent aisément à leur

couleur blanche grisâtre, à leur consistance spéciale, à
l'aspect gélatineux, à l'absence d'hémorrhagies sérieuses
et à l'examen au stylet surtout. Il faudra se méfier cependant des corps étrangers qui sont enkystés dans des
replis muqueux lorsque les commémoratifs manquent.

Ce n'est que dans la première période du développement
des fibromes naso-pharyngiens, c'est-à-dire pendant la
période de coryza chronique que le diagnostic pourra se
poser avec les rhinolithes : mais même à cette période
l'examen rhinoscopique montre implantée profondément
une tumeur rosée ou rouge, dure, non élastique, peu mobile : le toucher pharyngien complète l'examen antérieur
et entraîne le diagnostic : en tout cas la marche, les prolongements, l'envahissement des sinus, la déformation de
la face forment un tableau tellement spécial que l'erreur
ne peut subsister.

Il en est de même des tumeurs malignes qui se font remarquer par leur rapidité d'accroissement, leur point
d'implantation qui pour les sarcomes est le plus fréquemment sur la cloison. Leur aspect grisâtre, fongueux, leurs
ulcérations et leur grande tendance à envahir les parties
voisines empêchent toute erreur.

Le diagnostic avec les ostéomes des fosses nasales sera
beaucoup plus difficile pendant leur première période
d'évolution où ils ne déterminent que des symptômes
ordinaires d'enchifrènement, d'obstruction nasale et de
tendance aux épistaxis. Mais au bout de quelques mois
des phénomènes compressifs attirent l'attention et sont
caractérisés par des douleurs diffuses, des céphalalgies opi-
niâtres ; le diagnostic ne tardera pas à se faire par les

déformations de la face qui portent sur le nez, le front, la joue. De plus l'examen rhinoscopique montre une tumeur volumineuse, très dure, noirâtre, dont quelques parcelles enlevées affirment la nature osseuse.

L'enchondrome des fosses nasales est fort rare : on n'en connaît que deux observations qui ne permettent pas de leur attribuer des signes diagnostics.

Le seul signe diagnostic positif est la sensation du contact pierreux donné par le stylet. La dureté sera un bon signe à rechercher et éloignera l'idée d'une carie osseuse qui donne au stylet la sensation de sucre mouillé. Le séquestre osseux est la grosse difficulté du diagnostic et ce ne sera que par la connaissance étiologique de l'affection d'une part et d'autre part l'examen microscopique de fragments retirés que le diagnostic pourra être établi.

CHAPITRE VI

Pronostic.

Le pronostic est des plus bénins : en effet lorsque le rhinolithe a été extrait les symptômes fonctionnels les plus graves, les plus douloureux comme les douleurs frontales, orbitaires, les névralgies réflexes, l'écoulement nasal s'évanouissent : les troubles du côté des organes des sens, anosmie, épiphora, surdité, bourdonnements, etc.., s'améliorent très rapidement et disparaissent complètement comme on peut le voir dans les observations.

Traitement.

Du diagnostic découle immédiatement les indications du traitement : extraction du corps étranger. Les voies naturelles ont toujours suffi dans les observations que nous rapportons : jamais on ne fut obligé de se créer une route nasale ou autre. Dans un cas cité par Bosworth on fut cependant obligé de fendre la voûte palatine. Deux procédés sont en présence pour extraire les rhinolithes, comme le disait Bérard dans le *Dictionnaire de médecine* (tome XXI) : les attirer en avant avec une pince ou bien les repousser en arrière et les faire tomber dans l'arrière-bouche. La situation antérieure ou postérieure du calcul, sa forme allongée dans le sens des fosses nasales, ou bien ses prolongements en différents sens, feront qu'on se déterminera pour l'un ou l'autre de ces procédés. Il sera prudent de toujours s'assurer par le toucher du rhino-pharynx, de l'état des choanes.

Quand le siège du corps étranger est déterminé et qu'il est bien débarrassé, par des lavages, du muco-pus qui l'entoure, on pousse droit jusqu'à lui une pince à branches longues et minces, coudées à angle obtus. Lorsque les mors sont près de l'objet on ouvre la pince largement, on introduit les mors de chaque côté et on essaye de mobiliser le corps étranger en combinant les mouvements de torsion à ceux de traction. Moldenhauer recommande de se servir d'une pince s'ouvrant de haut en bas lorsqu'ils s'agit de corps arrondis ou anguleux et de se servir de pince s'ouvrant latéralement lorsque on a affaire à des corps plats qu'on doit saisir latéralement suivant leur plus petit diamètre. M. Poliquet dit qu'on peut se servir d'un cathéter à oreilles qui est poussé au delà du corps étranger et qu'on ramène ensuite ce dernier en avant et au dehors entouré par la concavité du bec du cathéter. Cozzolino (de Naples) recommande également ce procédé d'extraction par les instruments courbes.

La lithotritie peut être employée et on verra aux observations la relation d'un fait de Verneuil qui fit quatre séances de lithotritie ; Morell-Mackensie se servit également de ce procédé dans un cas. Il faut, pour nécessiter de telles manœuvres ou que le calcul soit très volumineux et très dur ou bien qu'il ait des prolongements dans divers sens et qui se brisent lors des tentatives d'extraction. La rareté de ces interventions et l'absence d'instruments spéciaux font comprendre qu'il est impossible de nous y étendre plus longtemps. Néanmoins nous pensons qu'on pourrait en pareil cas se servir de petits lithotriteurs, de ceux qu'on a construit pour les enfants, par exemple, et que chaque prise de l'instrument ne devra s'exercer que sous le contrôle de l'examen direct, la narine tenue par des écarteurs et les fosses nasales bien éclairées, de façon à éviter le broiement des parties de muqueuse ou des cornets osseux.

Nous n'avons pas vu que l'épistaxis produite par la déchirure de la pituitaire ait été jamais inquiétante et ait jamais nécessité le tamponnement.

Les lavages antiseptiques suffisent pour arrêter l'hémorrhagie et ensuite pour achever de débarrasser les fosses nasales des débris muco-purulents qui l'encombrent généralement.

Les soins consécutifs sont simples : ils consistent en quelques lavages antiseptiques que le malade pratique lui-même.

OBSERVATIONS

Les observations de I à XII sont résumées d'après la thèse de Monnié (1889), Bordeaux.

Observation I.

Thomas Bartholin. *Historia anat. rar.*, 1654.

Une jeune fille rendit en se mouchant plusieurs calculs parmi lesquels s'en trouve un du volume d'une datte. Ainsi que sa mère le raconta il paraîtrait que ces calculs seraient venus de la tête, vu que l'expulsion de ces derniers aurait été précédée de vives douleurs.

Observation II.

Même auteur.

Un noyau de cerise introduit dans l'arrière-bouche occasionna de vives douleurs. Une tumeur apparut au bout de quelque temps, grosse comme un œuf de pigeon.

Cette tumeur ne suppura pas, mais une nuit la malade en toussant rendit ce noyau qui s'était recouvert d'une enveloppe de matière plâtreuse.

Observation III.

Clauder. *Ephemer. cur.*, 1685.

Une femme de 60 ans, sujette à s'enrhumer depuis plusieurs années sentit s'écouler de ses fosses nasales un mucus abondant avec sensation de gêne dans la narine droite ; la parole était gênée et la malade parlait comme des enfants malpropres qui ont le nez rempli de mucus. Après avoir introduit un stylet et senti quelque chose de résistant nous craignîmes beaucoup la présence d'un polype. Ce fut notre diagnostic jusqu'au jour où nous trouvâmes un corps dur qui nous fit songer à une rhinolithe. Quelques jours après dans un effort d'éternuement la malade ébranla ce corps étranger et nous pûmes l'extraire facilement. Le calcul s'étendait dans l'une et l'autre narines ; il égalait une petite noix, seulement il était plus rond et présentait une dureté telle à ses deux extrémités qu'il pouvait être à peine entamé par le marteau.

OBSERVATION IV.

DE KERNE. *Ephemer. cur. nat.*, 1700.

Une jeune fille était tourmentée depuis un an et demi environ par des douleurs de tête considérables ayant leur siège surtout au niveau du front. On donna un sternutatoire ; à peine ce médicament fut-il pris que la malade fut atteinte d'accès de suffocation par impossibilité de respirer par le nez où d'ailleurs elle éprouvait une vive douleur : elle restait la bouche ouverte. On lui conseilla néanmoins de prendre le même remède : bientôt après elle rendit un calcul du volume d'un pois. Ce calcul, en deux ou trois morceaux fut suivi de deux autres, dont un plus petit. Dès que les calculs furent rendus, la jeune fille cessa de souffrir.

OBSERVATION V.

VITUS RIEDLINUS. *Ephemer.*, 1706.

Depuis longtemps une jeune fille se plaint d'une obstruction des narines.

Le mal va en augmentant. Il existe une mauvaise odeur par les narines. La partie malade est tuméfiée.

On appelle un chirurgien qui met en usage une foule de remèdes dont on vantait la vertu pour faire fondre les tumeurs de cette nature, mais ce fut en vain. On soupçonna alors l'existence d'un polype. On reconnut le polype et on se disposa à l'extraire. Les efforts d'extraction faits avec un instrument amenèrent quelques calculs. Guérison complète.

Le plus gros de ces calculs surpasse le volume d'une fève.

Il est remarquable par quelques aspérités et sa dureté, mais il n'est point friable, deux autres calculs sont plus petits.

Observation VI.

Wepfer, 1727. Obs. 192.

La nommée P..., 70 ans, a remarqué dans sa narine droite la présence d'un corps étranger. Ce corps d'un certain volume, donne la sensation d'un poids incommode et provoque un écoulement continuel en même temps qu'il met obstacle à la respiration. Plusieurs personnes ont cru à l'existence d'un polype déjà ulcéré, le 1er avril 1680, Wepfer a examiné cette tumeur avec Abraham Rukius.

De prime abord, cette tumeur paraissait ulcérée à son sommet, les bords de cet ulcère étaient inégaux et noirâtres, et offraient une vaste excavation.

Au toucher, cette tumeur était dure comme une pierre et présentait une grande mobilité. La cloison n'était pas déviée : il fut très facile d'arracher avec une pince cette concrétion pierreuse ; l'opération fut suivie d'une légère hémorrhagie. La production de cette tumeur était due, selon toute apparence, aux restes d'une dent incisive que la malade possédait à la mâchoire supérieure et qui était cariée dans sa plus grande étendue. Le corps qui a été retiré était recouvert d'une couche plus grosse que le volume d'une noix ; il présentait une surface inégale et une certaine consistance. La partie antérieure de ce rhinolithe était noirâtre, la postérieure au contraire jaunâtre.

Observation VII.

Ruysch, 1733. *Obs. anat.*, Amsterdam.

Une jeune fille de 6 ans s'introduisit dans une narine une graine de succin d'un volume considérable, elle souffrit beaucoup jusqu'à l'âge de 14 ans : mais enfin elle rendit en éternuant, la graine de succin qu'elle avait logée dans sa narine ; ce corps s'était entouré d'une matière pierreuse.

Observation VIII.

Horn dans Schmucker.

Un meunier avait été regardé comme affecté d'un polype du nez. La narine droite était complètement obstruée. La pince à polypes ramena des débris qui contenaient des mucosités du sang, et du sable, finalement on retira un calcul. On y voyait un noyau de cerise ; il avait été mis à nu lors des premières tentatives d'extraction. Le malade se rappela qu'il y avait 18 mois il avait mangé des cerises cuites et qu'il avait été pris de vomissements répétés : depuis ce temps il avait éprouvé la sensation de corps étrangers dans le nez. Près de l'œil on pouvait apercevoir une élévation sensible. Le malade fut entièrement guéri.

OBSERVATION IX.

SAVIALES. *Bulletin de la Faculté de médecine*, 1814.

J... L..., 42 ans, éprouvait depuis longtemps des douleurs de tête habituelles et souffrait dans le nez. M. Saviales crut d'abord reconnaître un polype dans la narine droite ; il voulait en débarrasser le malade lorsqu'il se manifesta du côté de la tête un érysipèle qui se termina par un abondant écoulement de pus à travers la narine en question. L'inflammation étant dissipée, la malade fut placée convenablement, et au lieu d'un polype, on ramena une concrétion pierreuse, d'un demi pouce de long, remplissant toute la narine. Le calcul s'écrasa par la pression de l'instrument et sortit par morceaux avec un noyau de cerise qui faisait la base d'une seconde concrétion grosse comme une petite noix et pleine d'aspérités. La guérison fut complète.

OBSERVATION X.

GRAEFFE. *Annales d'oculistique*, 1828.

L... N..., 40 ans, goutteux, se plaignait depuis quelque temps d'une sensation de sécheresse désagréable et douloureuse vers le milieu du nez. La douleur se fit sentir plus tard dans l'œil et vers la région frontale du même côté.

La photophobie était très grande : les larmes ne coulaient presque pas sur les joues, bien que leur sécrétion fut augmentée. Le malade éprouvait de fréquents besoins d'éternuer.

La narine était complètement obstruée. La compression faite au dehors ne faisait descendre aucun liquide dans le nez mais augmentait les douleurs. En même temps apparut une tumeur de la grosseur d'une fève : la peau qui la recouvrait était semblable comme couleur à celle de la face.

L'examen fit découvrir dans le méat inférieur un petit corps résistant et sonore à l'examen au stylet.

La narine était assurément obstruée par un corps étranger. L'extraction de ce rhinolithe se fit avec succès, on retira une concrétion pierreuse de couleur blanc verdâtre et surmontée de petites élevures.

Après l'opération, le malade put respirer à son aise ; toutefois il s'écoula pendant quelque temps par la narine un liquide aqueux. caustique, parfois mêlé de sang sans mauvaise odeur.

Observation XI.
Graeffe. *Annales d'oculistique*, 1828.

Depuis deux ans, une femme éprouvait des douleurs dans la fosse nasale gauche, avec éternuements, coryza, écoulement de liquides irritants qui produisirent des ulcérations douloureuses autour des narines ; plus tard, sécheresse avec obstruction complète et gonflement considérable de la partie gauche du nez. Epiphora, enflammation de l'œil gauche. Le malade était forcé de se moucher avec grands efforts. Bientôt, sensation de quelque chose de mobile dans la fosse nasale. et il sortit spontanément de la narine gauche une concrétion de volume considérable. La malade entre à l'hôpital après l'extraction de ce calcul. Les douleurs étaient diminuées, le larmoiement avait disparu, la respiration se faisait facilement par le nez, toutefois il s'écoulait continuellement de la narine gauche des mucosités limpides occasionnant des ulcérations douloureuses aux ailes du nez, du prurit et de fréquents éternuements.

Calcul de forme ovale, neuf lignes de longueur et cinq de largeur : très dur, brun grisâtre, mamelonné à sa surface. Au centre un noyau de cerise.

Observation XII.
Thouret. *Archives de méd.*, 1820 (*Autopsie*).

Un homme mourut à la Charité d'une phlébite occupant la veine cave, les veines iliaques, la crurale et la poplité droite.

L'autopsie montra les lésions des veines et de plus un calcul nasal développé dans la narine correspondant au côté atteint par la phlébite. Au centre existait une petite cavité remplie d'un mucus épais.

Observation XIII.

Axmann. *Archives générales de méd.*, 1829. *Hémicranie périodique terminée par l'évacuation spontanée de calculs par le nez.*

Début spontané à l'âge de 14 ans. Les symptômes consistaient en douleurs qui occupaient la moitié du crâne et qui duraient l'espace d'une journée pendant une période de trois semaines.

Tous les ans ces périodes de douleurs se renouvelaient en janvier ou mars. La narine gauche était sèche. Mariage, huit enfants.

Pendant la troisième grossesse, nouvelle crise de douleurs qui dura 15 jours. Nouvelle accalmie en novembre 1823. Nouvelle apparition de la maladie. Enfin expulsion spontanée à la suite d'éternuements, provoqués par une prise de tabac, d'un calcul gros comme un haricot : quelques mois après, autre expulsion d'autres calculs avec pus fétide.

Guérison complète de tous les symptômes précédents.

Observation XIV.

Brodie. *Annales de thérapeutique médicale et chirurgicale*, nᵒ 2, 1844.

Une jeune dame consulte pour une gêne dans les narines Depuis l'âge de 12 ans il existait un écoulement par les narines. Un corps étranger ayant pour centre un tampon de mucus desséché et pénétré de sels de chaux fut rendu spontanément.

Observation XV.

Mémoire de Demarquay. *Archives générales de méd.*, 1845.

Une femme de 35 ans, forte, bien constituée, quoique lymphatique, consulte Blandin pour une gêne de la respiration siégeant dans la fosse nasale gauche : depuis quelque temps il y avait une suppuration fétide par le nez. M. Barth lui avait extrait quelques jours avant un calcul gros comme une lentille. Pendant trois jours, Blandin retira chaque

matin de petits calculs de grosseur variable allant d'une tête d'épingle
à une petite lentille et enfin un autre de la grosseur d'un haricot situé
sous le cornet inférieur. Ce calcul avait pour centre un noyau de cerise. Le nombre de calculs extraits était considérable.

Observation XVI.
Henry Cook, 1847, vol. VI.

Ranking's Abstract. Traitement du calcul nasal (Résumée).

M. H..., âgée de 25 ans, de bonne constitution, souffrait depuis
18 mois d'un grand mal de tête : la douleur était très intense au niveau
du sinus frontal et était accompagnée d'un écoulement fétide et muco-
purulent par la narine gauche et par la choane. La douleur de tête
s'était tellement accrue qu'elle anihilait la mémoire, diminuait la vue,
particulièrement de l'œil gauche, il y avait des étourdissements avec
perte de l'appétit, mauvais état des voies digestives. La santé générale
était complètement altérée et la malade consulta à ce moment. A l'examen, la narine gauche était complètement obstruée ; on pensa d'abord
à un polype ou à une autre tumeur, lorsque le stylet rencontra à deux
pouces de l'orifice comme un os nécrosé. La cloison était déviée et le
côté droit un peu rétréci. Le conduit lacrymal gauche était obstrué et
la pression sur le sac faisait sortir du pus par les points lacrymaux. Il
y avait de la dacryocystite et de la conjonctivite. On enleva à grand
peine le corps étranger avec une pince à polypes par la narine. Une
hémorrhagie considérable s'en suivit et fut facilement arrêtée par l'application d'eau froide. Le corps étranger était de forme irrégulière, dur,
d'un pouce de long sur un demi-pouce de large et évidemment de nature calcaire.

La malade ne se rappelait n'avoir jamais introduit quoique ce soit
dans ses fosses nasales et rapportait à 18 mois auparavant la première
obstruction de son nez. On soigna ensuite l'inflammation du nez et de
la gorge.

OBSERVATION XVII.

ROUYER. *Bulletin de la Société anatomique*, mars 1857.

Un jeune homme de bonne santé consulta M. Nélaton pour une affection de date ancienne et qui siégeait dans les fosses nasales. A l'examen au stylet, M. Nélaton sentit un corps dur à la partie inférieure des fosses nasales.

L'idée de nécrose devait être écartée à cause du son éclatant que donnait le corps dur, son bien différent de celui des séquestres. De plus le siège de ce corps à la partie inférieure des fosses nasales, et qui n'amenait pas de lésions de la voûte palatine excluait l'idée de lésions osseuses. M. Nélaton fragmenta ce corps avec une pince et amena un fragment du volume d'un pois : c'était une concrétion lithique ayant acquis un certain volume. Le malade en rendit d'autres spontanément plus volumineux en tout que le fragment présenté.

OBSERVATION XVIII.

VERNEUIL, *Gaz. des hôp.*, 1859.

Calcul des fosses nasales, pris au début pour une névralgie, puis pour une nécrose des os du nez. — Accès douloureux très intenses et intermittents. — Lithotritie en 4 séances. — Expulsion du reste de la concrétion. — Guérison d'une légère difformité du nez.

Une dame de 36 ans, se plaignait depuis un an de douleurs très violentes dans la moitié droite de la face et dans la narine du même côté. Ces douleurs revenaient par accès deux ou trois fois par mois, en affectant les caractères de la névralgie faciale. Elles duraient deux ou trois jours et forçaient la malade à s'aliter. Pendant les accès il y avait des douleurs dans la région du nez avec coryza et larmoiements.

Pendant les rémissions la malade mouchait des mucosités qui sentaient mauvais et étaient quelquefois sanguinolentes.

L'examen ne donna rien. Le stylet permit de sentir un corps dur, mais fixe. L'exploration fut pénible et suivie d'un épistaxis. Il existait une mauvaise odeur. Verneuil crut à un séquestre et se proposa de l'enlever lorsqu'il serait plus mobile. Ce ne fut que deux mois après qu'en appuyant sur le corps avec le stylet on crut sentir un peu de mobilité. La pince retira un fragment pierreux. Des séances de lithotritie furent faites de quinze jours en quinze jours ; le calcul était très fragmenté et en partie enlevé lorsque la malade rendit par la bouche dans un mouvement de régurgitation, le reste du corps.

En additionnant les débris enlevés et le calcul craché spontanément, on arrive à reconstituer le calcul qui était le plus gros signalé jusqu'à ce jour.

La guérison fut complète.

OBSERVATION XIX.

HAYS (de Philadelphie). Citée par VERNEUIL,
Gaz. des hôpit., mars 1857.

Une dame de 25 à 30 ans vient consulter pour un ozène qui date de l'enfance.

Plusieurs traitements sont restés sans résultats. Quatre ans plus tard on consulta M. Darrach qui introduisit un stylet dans les fosses nasales et délogea un corps qui s'engagea dans l'ouverture des narines et fut chassé par un effort de la malade. C'était un bouton de verre muni de fils de cuivre incrusté de sels qui avait séjourné vingt ans au moins dans les fosses nasales.

OBSERVATION XIX.

WILLIAM N. BROWN (1859).

Un cas de rhinolite dans la cavité nasale droite (Résumée).

J. Corck... âgé de 66 ans, vient consulter pour un gonflement du nez, qui était devenu douloureux : la respiration par le nez était impossible. Le nez était très enflé du côté droit, et la narine correspondante était écartée en dehors par un gros corps étranger qui la remplissait. En continuant l'examen on trouva que la narine gauche était complètement fermée, et recouverte par une membrane ou une peau, et que la droite était également recouverte par une membrane semblable excepté au centre, où il y avait un petit trou qui admettait à peine l'extrémité d'un stylet ordinaire et par où coulait un liquide glaireux mais non purulent. Lorsque le malade était enfant, il fut atteint d'une sérieuse petite vérole confluente et après sa guérison ses narines se trouvaient oblitérées.

Bien des années après un chirurgien tenta de les ouvrir, mais l'opération ne fut pas couronnée de succès et la narine gauche se referma entièrement. La droite était perméable par le petit orifice ci-dessus mentionné.

En passant un stylet par l'ouverture dans la narine on sentit une substance dure, rugueuse légèrement mobile, qui bouchait entièrement la narine et qui empêchait le stylet d'aller plus loin.

On demanda s'il y avait longtemps qu'il avait observé ce corps dans son nez. Il y avait huit ou neuf ans fut la réponse. La première fois que le malade s'en aperçu, il le sentait gros comme un pois et pouvait le faire remuer avec une épingle de bas en haut.

Pour l'extraire on incisa franchement la membrane qui fermait la narine et le calcul fut retiré non sans quelques difficultés au moyen d'une pince à polypes. Il mesurait deux centimètres sur un et pesait 10 *grammes*. Il n'y eut pas d'hémorrhagie et deux jours après le malade reprit son travail. L'auteur pense que c'était la sécrétion lacrymale qui avait formé ce calcul. A la coupe la couleur était grise, la masse stratifiée et au centre une petite boule noire, plus molle, qui paraissait avoir été le noyau. Il n'y avait pas de corps étranger.

OBSERVATION XXI.

JAMES WEST. — LANCET, 1872.

Note sur un cas de rhinolite (compression du canal nasal).

G. B... âgé de 17 ans, apprenti tailleur d'apparence strumeuse vint à l'hôpital dentaire en août 1871. M. C. Sims trouva que le nez, surtout du côté droit était très tuméfié. Il y avait beaucoup de tuméfaction et d'inflammation de la lèvre supérieure et de la gencive. Les incisives grandes et petites étaient très branlantes. Il y avait un écoulement par le nez et le malade souffrait. Six mois auparavant il avait souffert de même. Ni syphilis ni maladies vénériennes. M. Sims adressa le malade à J. West : il fut décidé qu'on pratiquerait l'extraction des incisives inférieures ce qui fut fait le 5 août. Une abondante issue de pus fétide suivit cette extraction. Le malade fut invité à se faire des lavages dans la bouche et dans le nez avec de l'eau ozonisée. La gencive s'améliora rapidement, mais le nez n'allait pas mieux lorsque le 13 novembre en examinant le malade, on sentit au moyen du stylet un calcul ovale et qui fut extrait en introduisant successivement les deux branches d'une pince dans la narine droite. Le poids était de 1 gr. 20, la longueur de deux centimètres et demi, la largeur 0,007 millimètres, il était composé de phosphate de chaux et de magnésie concrétés autour d'un caillou gros comme un pois. Le conduit lacrymal de ce côté était si bouché que les larmes ne pouvaient pas passer dans la fosse nasale. Il fut nécessaire de pratiquer le catéthérisme et la sonde d'Anel fut passée dans le canal nasal. Le 20 novembre le nez était beaucoup moins tuméfié, l'écoulement était diminué et les larmes avaient retrouvé leur chemin habituel. Le catéthérisme des voies lacrymales fut encore fait. Pas de carie osseuse. Nez redevenu normal.

Observation XXII.

Publiée par le Dr Moure, 1882 (Monnié, Thèse, Bordeaux, 1889).

M... L... âgée de 26 ans, vient consulter M. le Dr Moure le 23 juin 1881 pour un écoulement purulent et fétide coulant constamment de la narine gauche. Depuis plusieurs années, la malade est sujette à des érysipèles mensuels apparaissant un ou deux jours, avant les règles et cessant avec elles. Ces érysipèles débutent par le nez où il restent ordinairement localisés. Depuis trois ans, époque à laquelle a commencé l'écoulement, la malade éprouve une difficulté considérable pour se moucher, et ne peut respirer que par la narine droite. Tout traitement interne a complètement échoué ; mais on a jamais pratiqué l'examen rhinoscopique.

A l'examen extérieur, on constate une rougeur avec épaississement de la peau du nez ; l'entrée de la narine est garnie de fissures et d'excoriations.

Il s'écoule constamment de la narine malade une sorte de pus grisâtre et mal lié. Le passage de l'air est impossible de ce côté, la voix est légèrement nasonnée.

Examen rhinoscopique. — La cloison est un peu divisée vers le côté droit. Du côté gauche on aperçoit une énorme tumeur, rouge par places, grise en d'autres points ayant un aspect fongueux et mameloné saignant au moindre attouchement. La voûte basilaire et les fosses nasales postérieures sont normales. La malade a subi un traitement ioduré sérieux sans éprouver le moindre soulagement. Son état nerveux ne lui permettant pas de se prêter à un examen plus complet, M. Moure se contente de prescrire des irrigations phéniquées et des insufflations de poudre de calomel et d'alun.

30 juin. — Même état que précédemment. M. Moure introduit un stylet qui est bientôt arrêté par un corps dur, irrégulier, donnant la sensation rugueuse de l'os nécrosé, le corps est très mobile. La malade ne se souvenant pas d'avoir introduit un corps étranger dans ses fosses nasales, M. Moure croit à l'existence d'un séquestre osseux. Ne pouvant saisir la tumeur avec des pinces à cause de ses dimensions, il réussit, non sans quelques difficultés à la pousser vers le pharynx et à l'extraire par la bouche. Le corps étranger était formé de deux parties distinctes : l'une externe, dure et crétacée, l'autre blanche assez molle, rappelant l'intérieur d'une graine d'orange ou de citron. Après l'expulsion de ce calcul, la malade rendit par la bouche une grande quantité de matière caséeuse, horriblement fétide, légèrement sanguinolente. M. Moure lui conseilla de continuer les irrigations phéniquées.

7 juillet. — La malade raconte que depuis le 30 juin les irrigations passent d'une narine dans l'autre ; aujourd'hui l'écoulement a cessé, la respiration s'effectue facilement par la narine gauche. La malade se mouche comme tout le monde et sa voix n'est plus nasonnée. A l'examen, on trouve simplement la muqueuse du cornet légèrement hyperhémiée.

14 juillet. — Il est impossible de retrouver aucune lésion dans la narine gauche.

Observation XXIII.

J. Peresweton. *Revue mensuelle de laryngologie*, 1882.

Un enfant de 11 ans était atteint depuis plusieurs années d'un coryza chronique surtout de la narine gauche. Il y a huit ans, il s'est introduit de ce côté une noix de cèdre qu'il dit avoir été extraite. A l'examen, on aperçoit, au niveau de la cloison, et à un pouce environ de l'orifice extérieur des narines, un gonflement du volume d'un pois et donnant la sensation d'un os nécrosé. Après quelques essais, le chirurgien réussit à retirer l'enveloppe d'une noix de cèdre incrustée de matières calcaires.

La narine était libre, mais l'odorat restait affaibli de ce côté.

Observation XXIV.

W. E. C. Nounse. *British Medical Journal*, oct. 1883.
Un cas de calcul dans les narines.

Une dame de 33 ans, était tourmentée par son haleine excessivement fétide et s'imaginait qu'elle avait quelque chose dans la narine gauche. Elle paraissait maigre et pâle.

Il n'y avait pas d'écoulement par le nez, on ne pouvait rien voir et en premier lieu le stylet ne découvrait rien. Mais en dirigeant l'instrument le long du plancher des fosses nasales une substance dure fut rencontrée. D'après son volume, son extraction était difficile, mais cependant l'opération fut possible sans autre lésions que celles de la muqueuse.

La mauvaise odeur de la respiration disparut en quelques jours et la malade ne ressentit plus aucun trouble. L'analyse prouva que c'était un calcul :

Son poids était de 2 gr. 76.

Observation XXV.

Morell-Mackensie. *Maladies du nez* (publiée en 1884).

James S..., 36 ans, domestique, se présente au « Throat, Hôpital ».

Il se plaint depuis 6 ans d'un écoulement de la narine gauche. A l'examen des fosses nasales, on découvre un calcul dans le méat moyen.

Le rhinolithe est en grande partie enveloppé par de la muqueuse hypertrophiée.

Il fallut inciser le bord inférieur du cornet moyen pour réussir à l'extraire par morceaux avec des pinces en deux fragments. Guérison rapide. Les calculs ne contenaient ni l'un ni l'autre de noyau central. Poids : **2 gr. 75.**

Observation XXVI.

Ibidem.

M. H. S..., 63 ans, écoulement de la narine droite. Quelques accès de fièvre paludéenne comme tout antécédent. Quatre ans auparavant, calcul vésical, lithotritie. A l'examen, le côté droit du nez jusqu'auprès de l'angle interne de l'œil et vers le bord supérieur du cartilage latéral inférieur, est occupé par une tumeur dure sans changement de couleur à la peau.

Un écoulement fétide, brun, noirâtre a lieu par la narine droite et au spéculum, on trouve cette narine occupée par un calcul volumineux qui s'étend au niveau du cornet inférieur jusqu'à la route des fosses nasales. La surface en est lisse, gris noirâtre et très dure. L'usage d'un lithotriteur fut insuffisant pour arriver à broyer le calcul. A l'aide de ciseaux puissants le calcul fut fendu, mais il fut impossible d'extraire les fragments. Il fallut, avec une boulette de charpie au bout d'un fil et passée dans les fosses nasales par la bouche, pratiquer des tractions de façon à faire pénétrer les fragments dans les mors d'un lithotriteur pour arriver à les broyer.

Malgré des recherches, on ne trouva pas de noyau central à ces calculs. Le poids était de 4 gr. 50. L'opération fut suivie d'une hémorrhagie et un phlegmon diffus de la face, sans pyrexie bien marquée cependant, survint le jour suivant. Ce phlegmon dura à peu près une semaine et récidiva à quatre reprises différentes dans l'intervalle de quelques jours. Il restait un petit fragment lorsque le malade fut obligé de partir et l'auteur craint que ce fragment ne devienne le centre de nouvelles concrétions.

Observation XXVII.

Schiemegelow. *Congrès de Copenhague in Revue mensuelle de laryng. et d'otologie*, 1884, 1er nov.

Un homme de 58 ans souffrait depuis 16 ans d'un écoulement purulent et fétide de la narine gauche, compliqué d'une obstruction complète de cette moitié du nez. État général satisfaisant. Un symptôme qui effrayait le malade c'était une sueur abondante et froide qui se manifestait sur toute la partie gauche de la tête lorsqu'il s'échauffait. Ce phénomène dura 5 à 6 ans, puis était disparu depuis 4 ans lorsqu'on l'examina. La narine droite était normale. La muqueuse du côté gauche est rouge, gonflée, recouverte d'une sécrétion fétide et purulente :

A un pouce en arrière de la narine, la cavité du nez est remplie par un corps dur et sombre, qui occupe entièrement le méat inférieur et même une partie du méat moyen. Sous la forme d'une fourchette, ce corps englobe le cornet inférieur ; il est dur, fixe, complètement immobile. L'examen, au moyen de la rhinoscopie postérieure, ne permet pas d'apercevoir l'extrémité postérieure du corps étranger. Le diagnostic de rhinolithe s'imposait, car un séquestre aurait amené une déformation plus ou moins grande du squelette de la face. La pierre fut brisée en deux séances de lithotritie. Au centre du calcul existait une cavité dont les parois étaient formées d'une masse gangréneuse appartenant en partie à la membrane muqueuse de la cloison et en partie à la membrane du cornet inférieur et du fond de la cavité nasale. La guérison fut rapide et complète.

Le calcul était en grande partie constitué par des phosphates et des carbonates et quelques traces de chlorures.

Observation XXVIII.

Czarda. *Gazette médicale de Paris*, 1884.

Un enfant de 4 ans avait depuis plus d'un an du coryza avec obstruction du nez, spécialement du côté gauche, qui donne issue à du muco-pus fétide et sanguinolent. L'état général est excellent, il n'y a de pathologique que du pus qui tombe dans l'arrière-gorge, un peu d'eczéma de la lèvre inférieure et du menton, et dans le nez gauche principalement sur la cloison, des granulations vivaces et enclavant entre elles un corps grisâtre ayant l'aspect du mortier. La sonde produit en le frappant un bruit sonore comme sur un séquestre. Le calcul fut extrait au moyen de la curette mousse. Le rhinolithe avait pour centre un bout d'ouate et un fragment de bouchon. Poids 7 grammes, longueur 13 millimètres, largeur 1 centimètre, hauteur 7 millimètres.

OBSERVATION XXIX.

Même auteur.

Dans un second cas :

Un enfant de 3 ans présente un écoulement purulent par le nez droit ; les mouches attirées par l'odeur empêchent l'enfant de dormir. Nez gauche normal ; nez droit : narine rouge et gonflée ; du pus séreux s'en écoule et elle est en partie bouchée par des croûtes : eczéma suintant de la lèvre supérieure. L'enfant ne peut se moucher de ce côté. Ouïe affaiblie à droite. Après nettoyage on trouve au milieu de végétations abondantes siégeant sur la cloison et le plancher un corps étranger de couleur brune, un peu excavé et recouvert en partie de concrétions blanches.

Le rhinolithe fut attiré en avant au moyen d'un crochet. Il avait comme centre un noyau de prune.

OBSERVATION XXX.

Dans un autre cas un homme de 32 ans avait le nez bouché depuis longtemps. Le jour il éprouvait peu de gêne, mais la nuit il ressentait des chatouillements, de l'anxiété, des palpitations, quatorze mois auparavant il avait mouché une croûte assez dure, il consulta, on lui fit faire des lavages d'eau simple ; à l'examen du nez on vit dans la fosse nasale droite, derrière une épine cartilagineuse due à une déviation de la cloison, un corps étranger remplissant le méat inférieur. Les cornets moyen et supérieur étaient comme atrophiés par refoulement. Les tentatives faites pour amener le corps en avant échouèrent. On refoula le corps avec la sonde en le recevant avec le doigt placé en

arrière dans le rhino-pharynx. Il pesait 25 grammes, avait 26 millimètres de long, 12 millimètres de large, 18 millimètres de hauteur. Il
contenait en son centre un noyau analogue à une baie de genièvre. On
peut supposer qu'il remontait à l'enfance.

(Le calcul est représenté dans une planche).

OBSERVATION XXXI.

JACQUEMART. *Annales des maladies de l'oreille*, 1884.

G... D... 41 ans se plaint d'une affection de la fosse nasale gauche et
ne peut ni se moucher, ni respirer de ce côté. Écoulement fétide et
continuel par cette narine. Le début de ces accidents remonte à 22 ans,
mais avec état général satisfaisant.

A l'examen rhinoscopique on découvre une tumeur d'aspect inégal,
légèrement mobile et rendant un son sec au contact du stylet. Des lavages et des insufflations antiseptiques améliorent le malade. Ici Jac-
quemart crut avoir à faire à une tumeur maligne et tenta de l'extraire
avec l'anse galvanique. La tumeur fut fragmentée en une demi-dou-
zaine de morceaux. La respiration devint plus libre. Les fongosités
nombreuses qui occupent la fosse nasale sont cautérisées. Le centre du
rhinolite est formé par un noyau de fruit devenu calcaire.

OBSERVATION XXXII.

TILLAUX. *Bull. Société Chirurgie*, 1876.

Femme de 66 ans. Elle se plaint d'un ozène dont le début remonte à
deux ans. Au stylet M. Tillaux diagnostique une nécrose du bord postérieur du cornet avec séquestre adhérent. En attendant l'élimination
du séquestre on fit des lavages antiseptiques pendant six mois au bout
desquels on réussit à retirer sans difficulté un corps arrondi d'une
dureté pierreuse. Ce corps est un noyau de cerise encroûté d'une couche calcaire très dure qui avait été introduit trois ans auparavant.

OBSERVATION XXXIII.

BAGINSKY, de Berlin (empruntée à thèse MONNIÉ).

H... âgée de 15 ans, se plaint d'un certain degré d'obstruction de la veine gauche. A l'aide du rhinoscope on distingue entre la cloison et le cornet inférieur un corps étranger dur et un peu mobile.

Après avoir brisé involontairement ce corps, Baginsky réussit à le pousser du méat inférieur dans le méat moyen d'où il put l'enlever avec un crochet courbe. Il s'agissait d'une rhinolithe grosse comme une petite cerise, à surface assez lisse, à base aplatie et élargie reposant sur la cloison. Le microscope n'y révèle aucune trace de cartilage ou d'os, malgré la dureté osseuse de la base.

Observation XXXIV.

Chiari (1885), in thèse Monnié. (*Société des Méd. de Vienne*).

Une malade vient consulter O. Chiari elle se plaint depuis plus de dix ans d'oblitération de la narine et de coryza purulent. A l'examen, on trouve la muqueuse du cornet inférieur tuméfiée et le stylet introduit dans la narine heurte un corps résistant. A l'aide d'une forte pince à polypes, Chiari a pu extraire le calcul.

La guérison est complète, mais le cornet inférieur reste atrophié.

Ce rhinolithe au centre duquel on trouve un bouton métallique est formé par du carbonate et du phosphate de chaux avec quelques matériaux organiques.

Observation XXXV.

Krause, Berlin, 1885, in thèse Monnié. (*Deutche Med. z. t. g.*, n° 44).

Femme de 44 ans. Elle se plaint d'obstruction de la narine gauche, de fréquents saignements de nez du même côté, de douleurs frontales et de migraines ; ces symptômes existaient depuis quatre ans. La muqueuse du nez était ulcérée et couverte d'excroissance papillomateuses, les cornets moyen et inférieur en partie dénudés. La sonde montra la présence d'un corps étranger dur, pointu, immobile résonnant tout à fait dans le fond. L'extraction se fit pendant l'anesthésie par l'espace naso-pharyngien. Le centre du corps étranger était formé par un noyau de cerise.

Observation XXXVI.

Creswell-Baber (1885), in thèse Monnié.

Note sur un cas de rhinolithe. *Brit. Med. Jour.*, 17 oct.

Un médecin souffre depuis trois mois d'un écoulement de la narine gauche, aqueux pendant le jour, épais la nuit et quelquefois teinté de sang. Pas de douleurs, de troubles auriculaires, ni symptômes réflexes. Par la rhinoscopie antérieure, Creswell-Baber trouve à droite une déviation considérable de la cloison, à gauche un épaississement de la muqueuse et des granulations. Entre la partie antérieure du cornet et de la cloison, on aperçoit un corps noirâtre dur et mobile, présentant à la sonde une surface très irrégulière. Ne pouvant réussir à l'extraire, le chirurgien conseille au malade des irrigations d'eau salée.

Deux jours après, celui-ci retira lui-même en trois ou quatre morceaux ce calcul, constitué par un bouton de bottine qu'il s'était introduit lui-même accidentellement dans le nez à l'âge de trois ans. Ce rhinolithe de forme régulière pèse 6 gr. 50. Il y a 35 0/0 de matière organique : le reste est formé de carbonate et d'oxyde de fer, de carbonate et de phosphate de chaux, de phosphate de magnésie et d'ammoniaque.

Observation XXXVII.

Beach. Deux cas de rhinolithes. *New-York, Medical Record,* Ann. 1885.

Un enfant avait depuis huit mois une affection catarrhale du nez. Mais comme le côté droit était seulement affecté, on fit une exploration et l'on trouva un corps étranger sur le cornet moyen.

Une légère traction fut opérée avec une pince, c'était un rhinolithe ayant une petite graine pour centre.

Le second cas est le suivant : une fillette de 4 ans, souffrait d'un catarrhe nasal depuis dix-huit mois. Le père affirmait que l'enfant n'avait jamais introduit quoique ce soit dans son nez. L'examen fit voir un corps étranger gisant sur le plancher de la fosse nasale droite près de la queue du cornet inférieur.

La muqueuse était très tuméfiée et couvrait complètement la portion supérieure du corps étranger. La portion inférieure était légèrement mobile et on supposa que c'était un séquestre détaché.

On se détermina à faire l'extraction.

L'enfant fut chloroformée et le corps étranger extrait avec une pince. C'était un corps calcaire de forme oblongue contenant un noyau de cerise comme centre.

L'auteur insiste sur la nécessité d'examiner les fosses nasales toutes les fois qu'il y a une affection catarrhale spécialement chez les enfants.

OBSERVATION XXXVIII.

MORIARTY, 1886. In thèse MONNIÉ, *Brit. Med. Journal*, 10 avril.

Femme turque de 24 ans, jouissant d'une parfaite santé, souffrait depuis 6 ans d'un écoulement de la narine droite avec obstruction de ce même côté.

Moriarty croyait avoir affaire à un séquestre, aussi il fut surpris lorsqu'il retira avec une pince un calcul ayant la structure des calculs vésicaux phosphatiques. La malade guérit complètement.

OBSERVATION XXXIX.

KOCHLER (de Posen, 1885). In thèse MONNIÉ.

Une jeune fille âgée de 13 ans, souffrait depuis 7 ans d'un écoulement fétide de la fosse nasale. Kochler retira sans difficultés une rhinolithe dont le noyau était formé par un morceau de bois.

OBSERVATION XL.

Ibidem.

Femme de 43 ans, atteinte d'une rhinolithe n'avait éprouvé aucun trouble du côté du nez. Ce calcul que Kochler retira de la fosse nasale ne contenait pas de noyau, il mesurait presque trois centimètres de haut. La surface accolée à la cloison était libre, l'autre bosselée, en choux-fleurs.

Observation XLI.

Auguste Clay, fév. 1887.

Rhinolithe. Britich Medical Journal (Résumée).

Robert F..., âgé de 47 ans, de bonne santé, n'ayant jamais eu ni goutte, ni rhumatisme. Sa mère raconte qu'il avait deux ans lorsqu'il tomba d'une brouette et que sa figure avait été frappée par terre : ce fut bien longtemps après qu'il eut un écoulement par le nez. D'aussi loin qu'il pouvait se rappeler, il exhalait par son nez, une odeur désagréable, surtout quand il avait un coryza. Jamais de difficultés pour respirer. Pendant deux ans, il souffrit d'une céphalalgie constante frontale et il eut une déviation notable de son nez à gauche. A l'examen, il n'y avait pas de douleurs ailleurs, ni épiphora, ni surdité. Il y avait beaucoup de dureté de la joue droite et de la narine correspondante et la cloison était déviée à gauche. Par l'orifice antérieur des fosses nasales on pouvait voir une substance brune dans le méat inférieur et à l'examen au stylet cette masse fut trouvée rugueuse et dure. Le côté gauche était libre pour le passage de l'air, à droite la narine était complètement bouchée, la muqueuse étant très tuméfiée. Le corps étranger fut fragmenté sous le chloroforme. La guérison fut complète, la mauvaise odeur disparut.

Le rhinolithe avait la forme d'un triangle isocèle avec une surface très irrégulière. Les dimensions étaient d'un pouce et demi. Son poids, à sec, était de 6 gr. 06. Au centre, il y avait un noyau de cerise, bien reconnaissable à sa forme.

(Une bonne planche accompagne l'observation).

Observation XLII.

Edouard Bovill. *Un cas de rhinolithe. British Medic. Journal*, 1886.

Un Hindou de 40 ans, émacié, consulta pour une obstruction complète de nez gauche. On pensa à une tumeur maligne qui paraissait probable. Deux ans auparavant étaient apparus de l'écoulement et l'obstruction.

Tout le côté gauche de la figure était tuméfié. Il existait de ce côté une paralysie faciale bien nette, ptosis et épiphora de l'œil gauche. Le nez était tourné et la cloison tuméfiée du côté droit, la bouche était tirée du même côté. En examinant la bouche on trouva une tuméfaction ovale sur le côté gauche de la voûte palatine ; plusieurs dents étaient perdues ou cariées. Il coulait par le nez gauche un liquide sanieux et horriblement fétide.

Un corps solide, inclus dans la narine fut saisi avec une pince, mais trop dur pour être cassé avec cet instrument, on fut obligé de se servir de pinces coupantes pour pouvoir l'attirer en avant.

Après l'extraction, on trouva une grande cavité dans la narine gauche, et l'apophyse palatine du maxillaire supérieur fut trouvée atrophiée du côté droit par la pression de la pierre.

Il n'y avait pas de séquestres. On fit des lavages phéniqués. Le malade fut suivi cinq jours seulement après l'opération, pendant lesquels la mauvaise odeur et le gonflement persistèrent, mais la paralysie faciale parut diminuer.

A la coupe, la pierre avait l'aspect d'une masse comprimée latéralement et montrait une stratification verticale. Pas de noyau.

L'analyse ne fut pas faite.

Les Indiens n'ayant pas la notion de temps, il fut impossible de reconstituer les antécédents : on ne put s'assurer du début par la paralysie ou par les signes d'obstruction ; mais il est probable que la paralysie était due au calcul et que l'ensemble des accidents devait être antérieur à deux ans.

Observation XLIII.

Charazac. *Revue de médecine de Toulouse*, 1887.

Eugénie R..., 12 ans, se plaint depuis un an d'une obstruction notable de la fosse nasale droite accompagnée d'un écoulement muco-purulent, très abondant et très fétide, souvent coloré de stries sanguinolentes. On a cru d'abord à un polype.

A l'examen rhinoscopique, on trouve la muqueuse nasale droite tuméfiée et présentant des ulcérations assez profondes : la cavité nasale est remplie d'un muco-pus concret.

On fait des lavages du nez (douche de Weber avec de l'eau phéniquée). Après quelques jours de ce traitement l'écoulement a beaucoup diminué et l'odeur a complètement disparu. Dans un second examen, on aperçut dans le méat inférieur de la narine droite un corps noirâtre, mobile, qu'il retira facilement avec des pinces.

La guérison a été complète. Ce rhinolithe mesurait un centimètre dans sa plus grande largeur et un centimètre d'épaisseur.

La surface était mamelonnée ; au centre se trouvait les cotylédons d'une graine dont on n'a pas pu déterminer la nature.

OBSERVATION XLIV.

LAPTON SMITH, 1888

Une jeune fille de 14 ans était affectée d'ozène depuis l'âge de trois ans. Plusieurs chirurgiens l'avaient déjà traitée pour un catarrhe. Le docteur Smith, en examinant la fosse nasale, aperçut un corps dur, grisâtre et brillant. Il se servit d'une pince pour l'extraire. C'était un bouton de bottine recouvert de phosphates. Le corps a dû séjourner pendant dix à douze ans dans la narine. La guérison a été rapide.

OBSERVATION XLV.

Due au Dr MOURE publiée dans la thèse de MONNIÉ (Résumée).

M. C..., 39 ans, employé de bureau, se présente le 21 avril 1884, à la consultation du Dr Moure : il se plaint d'une gêne de la respiration et d'une obstruction de la narine gauche.

On note la rougeole à deux ans ; depuis la santé est parfaite. Il y a sept mois s'est déclaré soudainement un coryza qui ne s'est pas guéri et a persisté jusqu'à ce jour.

Il existe un enchifrènement de la narine gauche dont le malade se plaint. Trois mois après le début de cette affection, M... C... a commencé à éprouver des douleurs qui se sont tout d'abord localisées au siège du mal, puis bientôt ont irradié vers la région fronto-orbitaire et même vers tout le côté gauche de la tête. Cependant jamais ces douleurs n'ont obligé le malade à suspendre son travail pendant une journée entière ; elles troublent rarement son sommeil.

Depuis près de 6 mois le sujet ressent dans la narine gauche, une sorte de gêne, de pesanteur, qui l'oblige à porter fréquemment le mouchoir à son nez; mais l'écoulement n'est pas très abondant, et parfois il sort de la narine affectée du pus sanieux d'une odeur repoussante.

L'état général est excellent.

Le nez n'est pas déformé, mais il est un peu sensible à la pression. Autour de la narine gauche il y a de légères excoriations dues probablement au passage du pus. Il y a de la conjonctivite et du larmoiement.

La partie gauche du nez est absolument imperméable à l'air. La voix est à peine nasonnée, l'ouïe est parfaitement conservée, la déglutition, s'opère facilement comme à l'état normal, seul l'odorat a perdu une grande partie de sa finesse.

A l'examen rhinoscopique, M. le Dr Moure trouve la narine droite parfaitement saine. La narine gauche, au contraire, est obstruée par une tumeur rouge, irrégulière, présentant quelques points blanchâtres et offrant l'aspect mamelonné d'une framboise.

Cette tumeur paraît reposer directement sur le plancher des fosses nasales et avoir refoulé le cornet inférieur dont il est impossible d'apprécier la situation.

Le malade ne se souvenant pas d'avoir introduit un corps étranger dans cette cavité nasale, M. Moure ne peut pas se prononcer après cet examen superficiel. Aussi, avant que de poursuivre ses investigations, il débarrasse entièrement la fosse nasale du pus qu'elle contient au moyen de grands lavages. Le stylet introduit rencontre à 2 centimètres environ de l'ouverture des narines, un corps dur à surface irrégulière, donnant au contact la sensation d'une pierre.

La consistance de la tumeur, les bons antécédents du malade, l'état général qui était excellent, firent repousser l'idée d'un néoplasme malin et M. Moure crut se trouver en présence d'un rhinolithe. Aussi résolut-il de faire séance tenante, l'ablation de cette tumeur et à l'aide d'une pince à polypes, il put la retirer en entier. L'extraction de ce calcul fut suivie de l'expulsion de matière caséeuse et de débris en partie crétacés. Une douche de Weber acheva de débarrasser la fosse nasale du pus qui y restait ; immédiatement après l'opération, M. C..., éprouva un grand soulagement et put respirer librement de la partie gauche du nez.

M. le Dr Moure prescrivit au malade des irrigations à l'eau phéniquée, en lui recommandant de les faire deux fois par jour.

Quand M. C..., revint au mois de juillet, il était complètement guéri. La respiration et l'odorat étaient revenus à l'état normal ; en un mot il ne restait pas la moindre trace de l'affection.

Le rhinolithe a la grosseur d'une petite cerise, et est formé de phosphate et de carbonate de chaux ; on ne trouve en outre aucun corps étranger qui permette d'expliquer son mode de formation. Il paraît donc certain qu'elle s'est développée primitivement dans la fosse nasale.

Observation XLVI.

Du Dr Moure. In thèse Monnié (Résumée).

Mme N... âgée de 40 ans, habitant le Médoc, se plaint d'une grande gêne respiratoire et d'un écoulement purulent par la narine droite.

Les antécédents personnels sont nuls. Deux grossesses heureuses. Aucune diathèse rhumatismale ni goutteuse.

Il y a vingt mois, à la suite d'un coryza, la malade a commencé à ressentir de la gêne respiratoire ; depuis cette époque la difficulté de la respiration loin de diminuer un seul instant a progressé et il est facile de constater aujourd'hui qu'elle est parvenue à un degré avancé. En même temps ont apparu des douleurs qui, tout d'abord localisées dans la narine malade, n'ont pas tardé à s'irradier vers la région frontale et la région de l'orbite. Depuis cinq à six mois, ces douleurs ont affecté un caractère plus aigu et reviennent maintenant par accès qui présentent une grande analogie avec ceux de la névralgie faciale. Pendant ces paroxysmes qui sont rares et contre lesquels la thérapeutique ne peut rien, la malade est obligée de garder le lit. Mme N... se plaint en outre d'un écoulement assez abondant par la narine droite. Elle est obligée de porter à chaque instant le mouchoir à son nez ; la matière qui sort de la cavité nasale est constituée par du muco-pus parfois teinté de sang d'une odeur horriblement fétide. Cette sérosité sanieuse coule sur la lèvre inférieure du côté correspondant. La rougeur de la peau de cette région suffirait, du reste, à le prouver.

L'aspect général paraît excellent, et, bien que l'affection soit de date ancienne la malade ne semble pas s'en être notablement ressentie.

Examen extérieur. — Le volume du nez, n'a pas varié, mais l'organe, surtout du côté droit, est très sensible à la pression.

Sur le pourtour de la narine du même côté, on constate facilement la présence de plusieurs fissures, et deux légères excoriations sur la peau de la lèvre supérieure.

L'œil droit, est affecté de conjonctivite chronique et de larmoiement ; la première de ces deux complications existe aussi du côté gauche, mais elle est très peu marquée.

M. le Dr Moure constate une gêne considérable de la respiration ; la narine droite est imperméable à l'air, et à gauche le courant expiratoire est diminué. La voix a un timbre nasonné, l'audition est bien plus faible du côté malade que du côté sain ; seule la déglutition est parfaitement conservée.

L'odorat est complètement aboli.

L'haleine est fétide et les narines exhalent une odeur repoussante.

Examen rhinoscopique. — La fosse nasale gauche est normale, mais la muqueuse est légèrement congestionnée.

La cavité droite est, au contraire, complètement occupée par une tumeur rouge foncé offrant les dimensions d'une noisette.

Cette tumeur ne présente pas une surface régulière : elle paraît creusée de dépressions remplies d'une matière grisâtre.

Un porte-ouate est retiré taché de pus sanguinolent. La muqueuse pituitaire est ulcérée par places.

Au stylet on heurte à trois centimètres des narines, un corps dur, donnant la sensation d'une pierre. Le diagnostic de rhinolithe s'imposait alors, vu la marche de l'affection, et les bons antécédents de la malade, mais M. Moure n'osa point affirmer un diagnostic, car la malade prétendait ne jamais s'être introduit de corps étranger dans le nez.

Une pince à polypes retira le calcul presque en entier. On fit à la suite des lavages antiseptiques. Trois mois après la malade fut revue, complètement guérie. La respiration était libre et l'odorat retrouvé.

Le rhinolithe qui avait les dimensions d'une noisette paraissait formée de plusieurs parties ayant entre elles une faible adhérence.

L'analyse démontra qu'elle était en moyenne partie constituée par du carbonate de chaux ; mais au centre il n'y avait aucun noyau qui permit d'expliquer son mode de formation.

OBSERVATION XLVII.

A. BERLIOZ. Examen de quatre rhinolithes, *Archives de laryngologie*, mai-juin 1891 (Résumé).

N° 1. — Chez un homme de 24 ans le rhinolithe remplissait la partie inférieure de la fosse nasale droite, et avait même refoulé la cloison cartilagineuse à gauche de sorte que l'obstruction nasale était bilatérale. Son volume rendit l'extraction très difficile : le Dr Ruault fut obligé de le briser dans le nez même et de l'enlever par petits fragments. Le plus gros de ces fragments contient comme centre un noyau de cerise. La dureté était excessive et la cassure nette.

N° 2. — Fragment de calcul existant chez une femme de 65 ans, surface très irrégulière, colorée en brun noirâtre. Très dur. Ce rhinolithe étant incomplet il était impossible de résoudre la question du noyau.

N° 3. — Chez une femme de 35 ans un rhinolithe occupait dans la narine gauche le plancher de la fosse nasale entre le cornet inférieur et la cloison, son extraction eut lieu sans difficultés. Sa forme était conique et de la base part un prolongement en forme de pédicule.

Il n'y avait pas de noyau.

N° 4. — Femme de 62 ans, qui avait l'habitude de priser. Il occupait le même siège que le n° 3 et fut de même extrait assez facilement. Il était irrégulièrement cubique et présentait une surface avec des dépressions et colorée en brun noirâtre.

Il n'y avait pas de noyau.

OBSERVATION XLVIII.

KUHN. *Société d'Otologie allemande*, 1891.

Le professeur Kuhn montre un rhinolithe qu'il a retiré du côté du nez d'une femme âgée de 60 ans. Le corps étranger avait déterminé sur le septum le développement des masses granuleuses d'un volume considérable qui bouchaient complètement le nez et donnaient lieu à une suppuration sanguinolente fétide.

L'examen microscopique montra qu'il s'agissait d'un rhinolithe qui s'était développé autour d'un noyau de cerise.

Observation XLIX.

Nitsche. Un cas de rhinolithes bilatéraux. *Monatschrift für Ohrenheilkunde*, 1891.

Observation remarquable par : 1° la bilatéralité des rhinolithes ; 2° leur long séjour, 20 ans, dans les fosses nasales ; 3° par la façon dont les rhinolithes avaient été tolérés, ne déterminant qu'un peu de suintement séro-purulent ; 4° par les difficultés du diagnostic. Nitsche insiste sur la nécessité de l'exploration par le cathétérisme dans les cas douteux.

Observation L.

Scheffers. Un cas de rhinolithe. *Annales de la Société méd. chir. de Liége*, novembre 1891.

Femme de 40 ans : calcul extrait en deux séances avec des instruments litothriteurs à cause de sa dureté ; il existait aussi plusieurs myxomes. Le nez était largement dilaté et ses parois tapissées d'une couche épaisse et molle de masse blanchâtre qui fut expulsée facilement par une irrigation. L'affection existait depuis de nombreux mois et avait difformé le nez et produit une saillie du sinus droit.

Signes : Obstruction nasale, fetidité, céphalalgie, goût et odorat abolis. Après l'opération, guérison complète.

Observation LI.

Cozzolino (de Naples). — *Calcul ou rhinolite avec destruction partielle de la cloison du nez.* — *Double rhinolithe dans la même fosse nasale gauche. Revista clinica e therapeutique*, 1893.

Chez un homme de 40 ans il existait un calcul dont un tiers occupait la fosse nasale droite et le reste la narine gauche passant au-dessous d'une perforation de la cloison du nez, causée par le contact et la pression due au rhinolithe lui-même.

Un homme de 59 ans. Il y avait deux rhinolithes dans la même fosse nasale gauche. Ils furent attirés tous les deux en dehors au moyen de la dilatation de la narine gauche.

Observation LII.

Alfred Warixo. Rhinolithe existant depuis vingt-sept ans.
British Medical Journal, 1893, p. 117.

Une nourrice de 31 ans, souffrait depuis déjà deux ans d'une obstruction nasale gauche et d'un écoulement de ce côté. Ni tuberculose, ni syphilis. Deux fois, disait-elle, son médecin avait retiré des morceaux d'os de son nez. A l'examen, la muqueuse était rouge, tuméfiée, bourgeonnante. A l'examen au stylet on sentit un contact rugueux qui venant d'un obstacle qui empêchait d'enfoncer le stylet jusqu'au pharynx. On crut à l'existence d'un séquestre et on en pratiqua l'extraction, qui fut difficile avec une pince. On retira une masse irrégulière et au centre de laquelle existait un noyau de cerise.

Les commémoratifs très précis établirent qu'il y avait **27** ans que plusieurs noyaux de cerise avaient été introduits dans la fosse nasale gauche.

Observation LIII.

Inédite (Due à l'obligeance du Dr Luc).

Mme X... 50 ans, se plaint d'une obstruction complète de la narine droite.

De ce côté, on observe un éperon assez volumineux de la cloison : de plus l'hypertrophie de la muqueuse du cornet inférieur rend difficile l'examen des parties profondes de la fosse nasale. Après l'application de la solution de cocaïne on peut constater l'existence d'un polype. Celui-ci assez volumineux, du volume d'une noisette est enlevé et la malade n'est aucunement soulagée.

Comme la présence de l'éperon de la cloison rendait l'examen des parties profondes difficile, le Dr Luc se décida à réséquer cet éperon à la scie et après cette ablation on put voir un corps noirâtre qui occupait la partie reculée de la fosse nasale. L'examen du stylet montra que ce corps était dur, que c'était un rhinolithe.

Pour l'extraire le Dr Luc le poussa d'avant en arrière avec le stylet et le fit tomber dans le rhinopharynx d'où il fut craché. Il avait un noyau de cerise pour centre. (N° 3 de la figure).

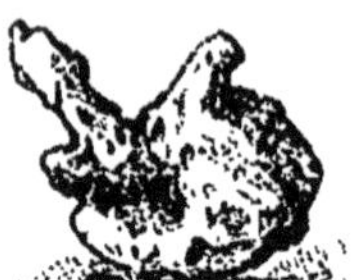

Fig. 1.
Observation LIV :
Face libre.

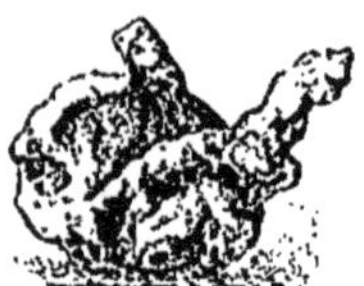

Fig. 2.
Face adhérente.

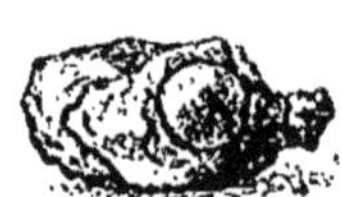

Fig. 3.
Observation LIII.

OBSERVATION LIV (personnelle).

Rhinolithe. — Séjour dans les fosses nasales pendant trois ans.
— Expulsion par l'orifice postérieur de la narine droite.

Bout... Marie, âgée de 35 ans, couturière, sans antécédents personnels dignes d'être notés, fait remonter le début des symptômes qu'elle éprouvait du côté du nez au mois de juin 1891. A ce moment, elle avait à la narine droite une petite ulcération (?) et pour s'en guérir elle faisait des aspirations d'eau froide.

Un soir en faisant ces aspirations elle sentit une vive douleur dans le nez et sentit immédiatement de la gêne pour respirer (L'absence de corps étranger central élimine l'hypothèse d'une pénétration accidentelle d'un corps quelconque ayant pu servir de noyau au calcul).

Depuis ce temps elle éprouva de la gêne dans le nez. Elle parut avoir à ce moment de l'obstruction nasale complète coïncidant avec un « rhume de cerveau » qui dura deux mois. La respiration nasale devint plus libre, mais la malade continua à moucher des mucosités verdâtres et brunâtres tantôt accumulées sous forme de bouchons, ou bien isolées sous forme de croûtes.

La malade éprouvait une envie constante de se moucher et était obligée de se réveiller la nuit pour satisfaire ce besoin.

Pendant cette période de trois ans, elle consulta plusieurs médecins : mais on ne vit pas le rhinolithe, et le traitement qu'elle subit était dirigé contre le coryza caséeux.

La malade se présenta le 12 avril 1804 à la clinique du D' Mendel.

Elle se plaignait d'être gênée pour respirer, mais surtout demandait à être débarrassée de la sensation pénible qu'elle ressentait dans la narine droite et de l'écoulement nasal.

Elle éprouvait des douleurs dans la moitié droite de la face et remarquait que lorsqu'elle se servait de ses yeux pour lire ou travailler, elle souffrait de l'œil droit qui devenait larmoyant. Le côté droit du nez était légèrement douloureux au toucher et ne présentait pas la même souplesse que l'autre côté. De plus, la malade éprouvait fréquemment des douleurs névralgiques dans la moitié droite de la face.

Cependant l'obstruction nasale droite était loin d'être complète, car en appréciant la colonne d'air qui pouvait passer en faisant souffler la malade sur le dos de la main alternativement avec l'une et l'autre de ses narines, on constatait que la différence était minime, et que la respiration tout en étant moindre était encore suffisante.

En l'examinant à l'aide du spéculum de Duplay et de la lumière réfléchie, on notait que le cornet inférieur droit était considérablement hypertrophié, surtout dans sa partie postérieure et comme soulevé. Cette queue du cornet semblait comme baignée d'un mucus blanc et épais que les lavages du nez pratiqués avec force, ne parviennent pas à détacher complètement. Il fallut de nombreux lavages pour déterger complètement la fosse nasale droite.

Chacun de ces lavages ramenait des croûtes blanchâtres en grande quantité. Ces débris n'exhalent aucune mauvaise odeur.

En pratiquant de nouveau l'examen rhinoscopique, on put voir une masse blanchâtre située sous le cornet inférieur : à l'examen au stylet, cette masse donnait une sensation pierreuse.

En effet le stylet en appuyant avec une certaine force parvint à mobiliser une masse dure. Le diagnostic de rhinolithe s'imposait alors.

Pour l'extraire on tenta successivement de l'attirer en avant avec un crochet, mais on ne put y réussir et sa forme représentée par la planche, page 68 donne l'explication de l'impossibilité dans laquelle on se trouvait de l'évacuer par la narine antérieure. La prise avec des pinces ne réussit pas davantage. Toutes ces manœuvres ne se firent pas sans déchirer la muqueuse à laquelle le calcul adhérait et sans produire de l'épistaxis.

On sentait le rhinolithe par le toucher pharyngien, car son extrémité postérieure dépassait l'orifice de la choane. On put le mobiliser par le toucher de l'orifice postérieur des fosses nasales et en le poussant avec le stylet introduit par la narine on put le faire tomber dans la bouche d'où la malade le cracha.

La malade fut revue peu de jours après et à l'examen rhinoscopique on remarqua à la partie postérieure du cornet quelques points blancs cicatriciels qui apparaissent sur la muqueuse au niveau de laquelle le rhinolithe adhérait. Les symptômes fonctionnels sont complètement disparus, la respiration est parfaitement libre.

Il n'existe plus de douleurs névralgiques, ni d'écoulement muqueux forçant la malade à se moucher fréquemment.

CONCLUSIONS.

I. — Les rhinolithes sont rares ; on n'en connaît que soixante-dix observations environ.

II. — Leur étiologie reste inconnue.

III. — On peut en distinguer deux sortes suivant qu'ils ont un corps étranger comme noyau ou non. Les premiers constituent la généralité, les seconds l'exception.

IV. — Le diagnostic est très variable comme difficulté. Tantôt il s'impose, tantôt il est des plus difficiles. L'examen au stylet a la plus grande importance.

V. — Ils n'ont pas de signes propres : toutefois certaitaines hémicrânies tenaces ou périodiques et intermittentes paraissent appartenir aux rhinolithes.

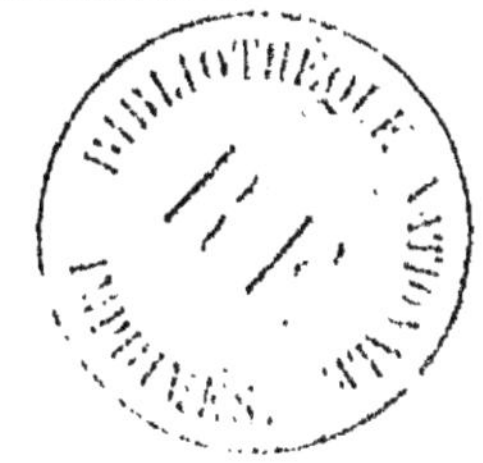

BIBLIOGRAPHIE

Axmann. — *Archives de méd.*, 1829.

Beach. — *New-York Americ. Record.*, 1885.

Bérard. — *Dictionnaire de méd.*, t. XXI.

Berlioz. — *Archiv. internat. de laryng., d'otologie et de rhinoscopie*, 1891.

Bettmann. — *Journal americ. med. association*, 1884.

Bosworth. — *A treatise on diseases of the nose and Throat*, New-York, 1889.

Bovill. — *British medic. Journal*, 1886.

Bron. — *Gazette médicale de Lyon*, 1867.

Brown. — *Edinburg. medic. Journal*, déc. 1859, vol. V.

Charazac. — *Revue de médecine de Toulouse*, 1888.

Clay. — *British medic. Journal*, fév. 1887.

Clark. — *Albany med. annals*, 1883.

Cook. — *Ranking's abstract.*, 1847, vol. VI.

Cozzolino. — *Rivista clinica e terapeutica*, Naples 1893, et la même année dans les *Annales de laryngologie*.

Czarda. — *Gaz. méd. de Paris*, déc. 1845.

Demarquay. — *Archives de méd.*, 1845.

Hays. — *American Journal of medical science*, avril 1858.

Heymann. — *Archives internationales de laryngologie*, etc., 1892.

Hickmann. — *British medical Journal*, 1867.

Monnié. — *Contribution à l'étude des rhinolithes*. Thèse de Bordeaux, 1889.

Morell-Mackensie. — *Traité des maladies de la gorge et du nez*.

Moldenhauer. — *Traité des maladies des fosses nasales, du sinus et du pharynx nasal*. Trad. par Potiquet, 1888.

Moure. — *Traité des maladies du nez*, Bordeaux, 1882.

Noquet. — *Société française de laryngologie, d'otologie*, 1889.

Nourse. — *British medical Journal*, 1883.

Nolte. — *All. med. cent. Zeitung.* 1887.

Rindfleish. — *Deutsch. medic. Zeitung*, 1887.

Ruault. — *Société française de laryngologie*, 1890.

Rouyer. — *Bull. de la Soc. anat. Paris*, 1857.

Smith. — *British medical Journal*, 14 déc. 1867.

Schoëtz. — *Deutsch. med. Zeitung*, 1887.

Seifert. — *Ibid.*, p. 80.

Silitch. — *Wratsch*, 1887.

Tillaux. — *Société de chirurgie*, 1876.

Verneuil. — *Gaz. hôpitaux*, mai 1859.

West. — *The Lancet*, 1872, vol. I.

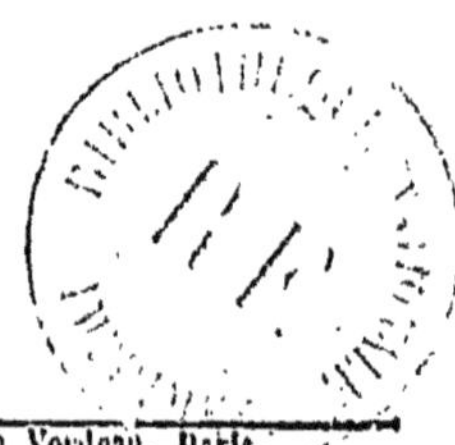

Imp. G. Saint-Aubin et Thevenot, Saint-Dizier, 15-17 passage Verdeau, Paris.

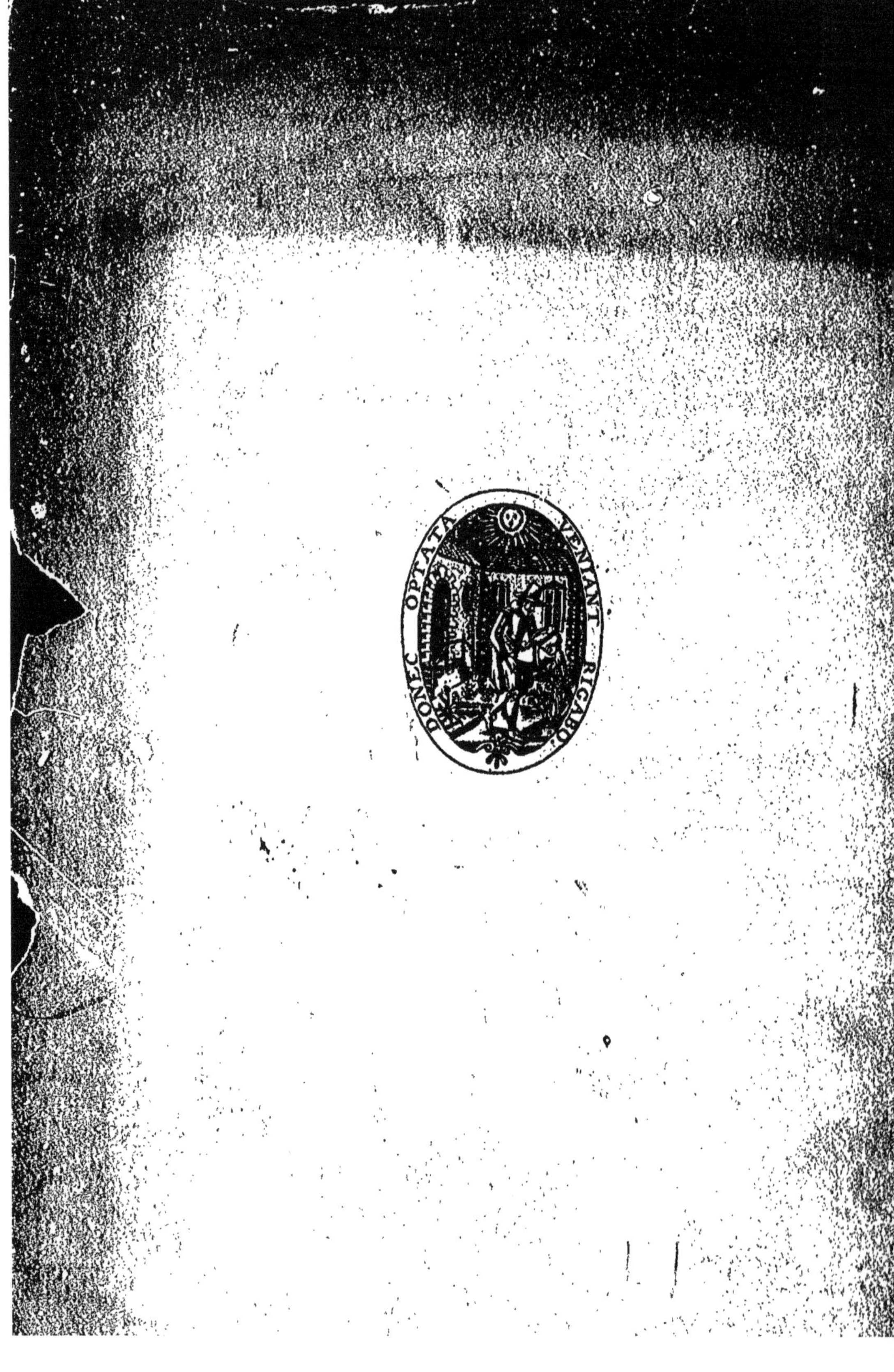
DONEC OPTATA VENIANT RIGABO